Marijke Oidtmann

Rapamycin als Immunsuppressivum

Marijke Oidtmann

Rapamycin als Immunsuppressivum

Untersuchungen zum tumorhemmenden Effekt auf humane Zellen hepatozellulärer Karzinome

Südwestdeutscher Verlag für Hochschulschriften

Impressum / Imprint
Bibliografische Information der Deutschen Nationalbibliothek: Die Deutsche Nationalbibliothek verzeichnet diese Publikation in der Deutschen Nationalbibliografie; detaillierte bibliografische Daten sind im Internet über http://dnb.d-nb.de abrufbar.

Bibliographic information published by the Deutsche Nationalbibliothek: The Deutsche Nationalbibliothek lists this publication in the Deutsche Nationalbibliografie; detailed bibliographic data are available in the Internet at http://dnb.d-nb.de.

Coverbild / Cover image: www.ingimage.com

Verlag / Publisher:
Südwestdeutscher Verlag für Hochschulschriften
ist ein Imprint der / is a trademark of
AV Akademikerverlag GmbH & Co. KG
Heinrich-Böcking-Str. 6-8, 66121 Saarbrücken, Deutschland / Germany
Email: info@svh-verlag.de

Herstellung: siehe letzte Seite /
Printed at: see last page
ISBN: 978-3-8381-3486-4

Zugl. / Approved by: Berlin, Medizinische Fakultät Charité der Humboldt-Universität zu Berlin, Dissertation, 2008

Inhaltsverzeichnis

1. Einleitung

1.1. Die Krebserkrankung

Die bösartigen Neubildungen stellen nach den Krankheiten des Herz - Kreislaufsystems die zweithäufigste Todesursache für beide Geschlechter in Deutschland dar. Zur Zeit stirbt ungefähr jeder Dritte an einer kardiovaskulären und jeder vierte an einer Krebserkrankung. Die Sterblichkeit durch kardiovaskuläre Krankheiten hat in den letzten Jahrzehnten erheblich abgenommen. Da der Rückgang der Krebssterblichkeit im Vergleich dazu sehr viel schwächer ausgebildet ist, muss damit gerechnet werden, daß in etwa 15 - 20 Jahren Krebs zur häufigsten Todesursache in Deutschland wird. Die geschätzte Zahl der Krebs - Neuerkrankungen pro Jahr wird mit 162900 Erkrankungsfälle bei Männern und 173200 bei Frauen angegeben.

Die Ursachen der Krebsentstehung können sowohl endogener als auch exogener Natur sein. Gemeinsam ist ihnen eine Störung des physiologischen Wachstumsverhaltens betroffener Zellen, die zu einer ungehemmten Proliferation führen kann.
Dies kann exogen durch bestimmte Risikofaktoren in der individuellen Lebensführung bedingt sein. So stellt das Rauchen heute den bedeutendsten Einzelrisikofaktor für Krebs dar und hat durchschnittlich auf etwa 25 - 30 % aller Krebserkrankungs- und Todesfälle Einfluss. Weiterhin sind Ernährungsgewohnheiten ebenfalls zu einem erheblichen Anteil von ca. 20 - 42 % an der Krebsentstehung beteiligt. Der Einfluss von Alkoholkonsum wird mit einem geschätzten Anteil von ungefähr 3 % angegeben. Der Anteil viraler an der Kanzerogenese beteiligter Antigene wird weltweit auf 15 % geschätzt, in Deutschland liegt dieser bei ca. 5 %. Schließlich gibt es eine Reihe weiterer Faktoren wie z.B. berufliche Expositionen, Schadstoffbelastung aus der Umwelt in Form mutagener Toxine, Faktoren der medizinischen Vorgeschichte, Medikamente, ionisierende Strahlung (Deutsches Krebsforschungszentrum Heidelberg DKFZ).

Veränderungen in der Zellregulation auf molekularer Ebene sowie oben genannte exogene Faktoren können zu irreversiblen Mutationen bzw. einem genetischen Defekt in den wachstumsregulierenden Abschnitten der DNA führen. Kommt es infolge dessen zu unkontrolliertem Zellwachstum oder einer erhöhter Vulnerabilität bestimmter Genloci, können bereits geringe Belastungen zu genetischen Veränderungen führen. Besonders sensibel für solche Schädigungen scheinen Proto - Onkogene und Tumorsuppressorgene zu sein.

Als Proto - Onkogene bezeichnet man Gene, die physiologisch in der Zelle vorkommen. Sie sind für das regelrechte Zellwachstum, insbesondere die Zellproliferation und die Zelldifferenzierung, verantwortlich. Bei ihren Produkten handelt es sich um Wachstumsfaktoren sowie deren Antagonisten. Außerdem kodieren sie Wachstumsfaktorrezeptoren der Zellmembran, die zur Aktivierung von Transskriptionsfaktoren führen und so die Progression der Zellen von der G_1 - in die S - Phase anregen (z.b. das Ras - Protein).

Werden sie im Rahmen einer Mutation verändert oder gehen verloren, sind sie nicht mehr in der Lage diese Kontrollaufgaben in der Zelle wahrzunehmen. So veränderte Proto - Onkogene, die ihren hemmenden Einfluß auf das Zellwachstum und die Fähigkeit zur Differenzierung verloren haben, werden als zelluläre c - Onkogene bezeichnet. Deren Genprodukte können nun vermehrtes destruktives Wachstum sowie mangelnde Differenzierung initiieren. Diese Onkoproteine benötigen keine externen Stimuli zur Aktivierung, d.h. sie unterliegen keinen regulatorischen Einflüssen mehr. Onkogenmutationen wirken dominant.

Daneben bestehen virale v - Onkogene, die Sequenzhomologien zu den an der Wachstumsregulation beteiligten menschlichen Genen besitzen. Nach Infektion mit dem betreffenden Virus wird das virale Genom in die Wirtszelle integriert und die v - Onkogene somit aktiv.

Weitere Regulatoren des Zellwachstums und des Zellzyklus stellen Tumorsuppressorgene (Antionkogene) bzw. ihre Genprodukte dar. Sie können eine überschießende Proliferation verhindern, indem sie an der Hemmung der Proto - Onkogene beteiligt sind. Darüberhinaus regulieren sie den Zellzyklus (durch Hemmung von Proteinasen), die Angiogenese und wirken u.a. mit an der interzellulären Kommunikation. Durch eine Mutation oder Deletion in diesen Genen durch endogene Faktoren oder exogene Kanzerogene (wie onkogene Viren) kann es zu einem Ausfall ihrer Genprodukte und damit ebenfalls zu einem ungehemmten neoplastischen Zellwachstum kommen. Antionkogenmutationen wirken rezessiv. Zu den Antionkogenen gehören z.B. das Tumor-suppressorgen p53 und Rb105, das Transskriptionsfaktoren reguliert.

Um ein Gleichgewicht im Organismus zu gewährleisten, spielt neben der Zellneubil-dung auch der kontrollierte Zelluntergang eine wichtige Rolle. Dies beginnt bereits in der Embryogenese mit dem Absterben überzähliger Organanlagen und stellt einen Schutz des Organismus vor Neubildungen dar.

Die Apoptose ist die aktiv endogen ausgelöste Form des Zelluntergangs und wird durch zelleigene genetische Information ausgelöst, wobei sich keine Entzündung fest-stellen läßt. Die Proteinbiosynthese wird so verändert, dass letale Proteine in der be-troffenen Zelle entstehen, die über die Aktivierung von Endonukleasen zum Untergang der Zelle führen, dem sogenannten "programmierten Zelltod". Der Abbau erfolgt über Phagozytose oder lysosomal - enzymatisch (Thompson CB, 1995). Dabei treten typi-sche morphologische Charakteristika auf, wie zunächst eine Kondensation von Chro-matin im Kern, gefolgt von einer Zellschrumpfung, „Membranblebbing", Kernfrag-mentierung und DNA-Degradation (Hino N, 1996).

Davon abzugrenzen ist die Nekrose, bei der es aufgrund eines Entzündungsreizes zu einem schnell einsetzenden, örtlich begrenzten Zelluntergang kommt, der auf einem irreversiblen Ausfall von Zellfunktionen beruht. Es kommt zu einer Permeabilitätsstei-gerung des Plasmalemms für Enzyme, gefolgt von morphologisch sichtbaren Zellver-änderungen wie Vakuolisierung, Kernpyknose, Karyorrhexis bis hin zur Karyolyse und Schwellung oder Verflüssigung der gesamten Zelle. Auslösende Faktoren sind exogene Schädigungen, d.h. eine lokale Stoffwechselstörung (z.b. Anoxie, Toxine, thermische Reize, Strahlung) oder Traumata, die zu einem Zelluntergang führen können.

Physiologisches Zellwachstum geschieht durch Proliferationsstimuli, systemisch aus-gelöst über Hormone oder bei lokalen Gewebedefekten über Wachstumsfaktoren von Nachbarzellen. Diese binden an Oberflächenstrukturen der Zelle und bewirken so eine Signaltransduktion in das Zellinnere bis hin zur Transkription und Translation von Pro-to - Onkogenen. Deren Genprodukte bewirken schließlich eine Zellproliferation. Nach Reparatur des Zelldefekts erlischt der initiale Proliferationsstimulus und das Zell-wachstum ist beendet. Bei maligne entarteten Zellen fehlt diese Rückkopplung, sodass sie potentiell unsterblich werden und sich unkontrolliert vermehren.

Zur Entstehung einer solchen maligne entarteten Zelle ist nach der Multi - Step - Hypothese am Modell der kolorektalen Tumorgenese (Vogelstein B, 1988) eine Akkumulation von 4 - 6 Veränderungen in den Proto - Onkogenen und ein Verlust der entsprechenden Tumorsuppressorgene nötig. In der Initiationsphase des Tumorwachstums sind nur genetische Veränderungen in der betroffenen Zelle nachweisbar. Erneute Zellschädigungen lassen sie in die Promotionsphase übergehen; nun sind morphologische Veränderungen sichtbar. Die Zellen entziehen sich ihrer physiologischen Aufgabe im Zellverband und es beginnt ein unkontrolliertes Wachstum mit oftmals geringer Differenzierung, welches die Funktion gesunder Zellen stören kann. Aus diesen Zellklonen einer oder weniger Mutterzellen entstehen je nach Schädigungsmuster benigne oder maligne Neoplasien.

Da es sich bei der Krebsentstehung folglich um einen zeitabhängigen Prozess handelt, nämlich eine Akkumulation von isolierten Schäden an Proto - Onkogenen und Inaktivierungen von Tumorsuppressorgenen, erhöht sich die Krebsinzidenz mit fortgeschrittenem Lebensalter.

1.2. Das hepatozelluläre Karzinom (HCC)

Unter den benignen Lebertumoren machen die von den Gefäßendothelien ausgehenden Hämangiome und die aus Hepatozyten entstehenden Adenome den größten Anteil aus. Bei letzteren entscheidet man sich in der Regel für eine chirurgische Resektion, da sie als Präkanzerose gelten.

Metastasen als sekundäre Tumoren stellen die häufigste maligne Neoplasie der Leber dar.

Zu den primär malignen Tumoren gehören die (Häm -) Angiosarkome, die sich aus Endothelien der Gefäße entwickeln; die Cholangiosarkome, eine Art der Adenokarzinome aus dem Gallengangsendothel, und die sehr seltenen Hepatoblastome, die hauptsächlich bei Kindern unter vier Jahren auftreten. Weitere seltene Formen sind primäre Lymphome, Rhabdomyosarkome und endokrine Tumoren.

Die häufigste Form des primären malignen Lebertumors stellen die aus proliferierenden Hepatozyten entstehenden HCCs mit 84 % dar. Histologisch können sie in verschiedene Subformen unterteilt werden: Der fibrolamelläre Typ wird vor allem bei vergleichsweise jungen, weiblichen Patienten gefunden. Bemerkenswert - und prognostisch günstiger - ist, dass dabei keine Erkrankung des übrigen Lebergewebes vorliegt (American Cancer Society; The Liver Cancer Resource Center). Sehr selten sind die sarkomatoide und die aus HCC und Cholangiosarkom kombinierte Subform.

Da ein HCC meist nur die Symptome der hepatischen Grunderkrankung aufweist, ist die Diagnose schwierig und erfolgt oft spät. Verdächtig ist eine plötzliche Dekompensation einer bis dahin kompensierten Zirrhose: Aszites, Enzephalopathie, Ikterus oder Varizenblutungen sind oft auf eine Invasion des Tumors in Venen oder einen durch den Tumor induzierten arteriovenösen Shunt zurückzuführen (Sugano S, 1994).

Folgende unspezifische Symptome können auf ein HCC deuten: Obstrukionsikterus, Diarrhoe, Knochenschmerzen und Dyspnoe durch Metastasen, intraperitoneale Blutungen bei Tumorruptur, paraneoplastische Symptome (Hypoglykämie, Erythrozytose, Hypercalzämie, wässrige Diarrhoe) und kutane Mitbeteiligungen (Dermatomyositis, Porphyria cutanea tarda, Pemphigus foliaceus). Auf einen bereits fortgeschrittenen Tumor können Oberbauchschmerzen, Gewichtsverlust, Appetitverlust oder tastbare Tumoren hinweisen.

Weltweit liegt die jährliche Mortalität an HCC bei 250.000 bis 1 Mio. Opfern (Munoz N, 1989). Damit stellt es bei Frauen die neunthäufigste und bei Männern die siebthäufigste auf Krebs zurückzuführende Todesursache dar. Jährlich kommen ca. 1 Mio. Neuerkrankungen von HCC hinzu. Die Inzidenz von HCC unterliegt einer sowohl geschlechts - (2 - 7 männlich : 1 weiblich) als auch geographisch spezifischen Verbreitung: HCC stellt in südostasiatischen wie auch afrikanischen Ländern südlich der Sahara die zweithäufigste maligne Neoplasie dar (medicine - worldwide 2002). In Europa und Nordamerika machen sie bis zu 5% der malignen Tumoren aus. Hier treten vergleichsweise viel mehr sekundäre - metastatische - Lebertumoren auf.

Über 90 % der HCCs entstehen in zirrhotischen Lebern. Darüber hinaus führt ein HBsAg - Carrier - Status zu einem bis zu 223-fach höheren Risiko (Beasley RP, 1981). Weiter scheinen v.a. der Hepatitis C Virus (HCV) - Genotyp 1b, chronische Hepatitiden mit erhöhten Serumkonzentrationen von α - Fetoprotein (> 20 ug/l), langjähriger Alkoholkonsum als direkter oder (über Zirrhose) indirekter toxischer Stimulus, heredi-

täre Hämochromatose, α - 1 - Antitrypsinmangel und primär biliäre Zirrhose pathoge-
netisch eine Rolle zu spielen. Durch mit Aflatoxin B1 kontaminierte Zerealien (Chen
W, 1996), mit dem Blaualgentoxin Microcystin verunreinigtes Brunnenwasser (Ueno
Y, 1996) oder Betelnussverzehr (Tsai JF, 2001) kann ein HCC ebenfalls induziert wer-
den. Das heute nicht mehr gebräuchliche Röntgenkontrastmittel Thorotrast sowie die
Chemikalien Vinylchlorid und Thoriumdioxod stellen ebenso wie Androgene (Okudo
K, 1992) mögliche Prädispositionsfaktoren dar. Der Einfluss von Nikotin wird kontro-
vers diskutiert (Bruix J, 1992; Kuper H, 2000).

Häufig finden sich beim HCC Mutationen im p53 - Gen. Diese treten vor allem bei
Assoziation mit Hepatitis B Virus (HBV) - Infektionen und Aflatoxin B1 auf (Interak-
tion von Aflatoxin B1 und Guanin im Codon 249 des p53 - Gens) (Hayashi H, 1993).
In HBV - Endemiegebieten zeigt sich ein wesentlich aggressiverer Verlauf der Erkrankung.

Generell sind die therapeutischen Möglichkeiten bei der Behandlung eines HCCs sehr
begrenzt und mit einer mittleren Überlebenszeit von 8 Monaten ist die Prognose
schlecht (Schoninger - Hekele M, 2001).

Therapie des hepatozellulären Karzinoms

Lokal ablative Verfahren

Bei Patienten mit nicht - resektablen HCCs wird man sich vorzugsweise für lokale Ap-
plikation thermischer Energie in Form von Radiofrequenz (RF - Ablation) entscheiden.
Die Erwärmung des Gewebes auf über 60° C führt schließlich zur Nekrose (McGahan,
JP, 1992). Dieses Verfahren eignet sich am besten für kleinere tumoröse Läsionen, die
in der Reichweite der Elektrode liegen. Dennoch kann auch bei mittelgroßen Tumoren
> 3 cm eine komplette (48 %) oder fast komplette (32 %) Nekrose erreicht werden
(Livraghi T, 2000).

Mittels RF - Ablation kann nach wenigen Behandlungen komplette Tumornekrose mit
einer vergleichsweise langen rezidivfreien Zeit erreicht werden (Livraghi T, 2000; Olschewski M, 2001). Es kommt vor allem für Patienten in Frage, die nicht an einer sys-
temischen Lebererkrankung leiden.

8

Weitere lokal ablative Verfahren zur Behandlung inoperabler HCCs stellen Freezing, Kryoablation, chemische Desikkation (z.b. mit Ethanol oder Essigsäure) oder Erhitzung mit z.b. Laser oder Mikrowellen dar. Gegenüber diesen Verfahren weist die RFA eine deutlich geringere Rezidivrate und viel weniger Komplikationen auf (Curley SA, UpToDate 2002).

Bei sehr großen oder multilokulären, inoperablen Karzinomen und erhaltener Leberfunktion besteht die Möglichkeit der transarteriellen Chemoembolization (TACE). Lipophiles Lipiodol bewirkt dabei eine Retention der Substanz im Tumor, Gelfoam oder kleine Plastikpartikel eine Stagnation des Blutflusses zum Tumor, die zu einer größeren Wirksamkeit der zytotoxischen Substanz führen. Aufgrund der häufigen Nebenwirkungen (Oberbauchschmerzen, Fieber, Übelkeit, Abgeschlagenheit, Erhöhung der Transaminasen = Postembolisationssyndrom; Chan AO, Cancer 2002) ist die Anwendung vor geplanter Resektion oder Transplantation umstritten.

Ein erfolgversprechendes junges Therapieverfahren ist die laserinduzierte Thermotherapie (LITT). Bisherige Ergebnisse zeigen, dass Tumorgewebe bis zu einem Durchmesser von 4 cm durch Anwendung eines Nd:YAG - Lasers mit einer Wellenlänge von 1064 mm durch Hyperthermie und Denaturierung langanhaltend ausgeschaltet werden kann. Mittels minimalinvasiver Methoden und speziell entwickelten Applikatoren kann der Laserstrahl direkt in das Tumorgewebe geleitet werden. Die Temperaturmessung erfolgt mit Magnetresonanztomographie (MRT).

Bei nicht - operablen Patienten mit kleinen Tumoren bietet die Perkutane Ethanol Injektion (= PEI) eine Behandlungsoption. Infolge zytoplasmatischer Dehydratation kommt es dabei zu Koagulationsnekrose, durch Thrombozytenaggregation zu Thrombose und Gewebsischämie.
PEI wird generell nur bei Tumoren bis zu einem Durchmesser von 2 cm empfohlen, bei größeren Läsionen beträgt das Lokalrezidivrisiko über 40 % (Hasegawa S, 1999).

Vielversprechende Ergebnisse scheinen durch Radiotherapie erzielt werden zu können, die nicht nur ein gutes Ansprechen des Tumors erzielt, sondern auch von Patientenseite her gut vertragen wird. Aufgrund zu geringer Erfahrungen sind die Indikationen allerdings noch unklar.

Bei systemischer Chemotherapie mit Cisplatin, Mitomycin, Mitoxantrone, Vinblastin u.a. können nur sehr geringe, kurzfristige Remissionsraten erreicht werden, bei oftmals schweren Nebenwirkungen. Das Überleben der Patienten hängt dabei neben der Rezidivrate in hohem Maß von der zugrundeliegenden Lebererkrankung ab. Lokale zytostatische Behandlung (Doxorubicin, Epirubicin, Cisplatin) über eine selektive Katheterisierung oder Implantation eines Portsystems der A. hepatica zeigt v.a. bei umschriebenen (bekapselten) Läsionen eine deutlich bessere Wirkung als systemische Anwendungen, da dabei 10 - 25-fach höhere Dosen verabreicht werden können. Durch Zugabe von lipophilem Lipiodol kann zusätzlich die Einwirkzeit verlängert werden.

Erfolgsversprechende Ergebnisse liefern Studien mit verschiedenen Arten adjuvanter Verfahren wie z.B. Jod - 131 - Lipiodol (v.a. bei HBV - assoziiertem HCC), Interferon α und β (beide v.a. bei HCV - assoziiertem HCC) oder azyklischen Retinoiden, die präexistente okkulte bzw. prämaligne Zellklone vernichten sollen. Allerdings stehen größer angelegte Studien zur Verifizierung der Ergebnisse noch aus.

Erste Versuche einer ergänzenden Immuntherapie (in - vitro - Aktivierung autologer Lymphozyten mit rekombinaten Interleukin-2 und anti-CD-3-Antikörpern) lassen verminderte Rezidivraten bei jedoch unveränderten Überlebensraten sehen.

Operative Therapie

Therapie der Wahl bei HCC ist die kurative Leberresektion. Damit können 5 - Jahres - Überlebensraten bis zu 78 % erreicht werden (Nonami T, 1997; Liver Cancer Study Group of Japan, 1990). Tumordurchmesser < 5 cm, tumorfreie Resektionsränder > 1 cm, solitäre Tumoren ohne intrahepatische Metastasen, keine Gefäßinvasion, Vorhandensein einer Kapsel, Fehlen von HBV - Infektion und Zirrhose sind dabei wichtige positive Prognosefaktoren. Mit Hilfe von Laparoskopie und intraoperativem Ultraschall (IOUS) können vaskuläre Invasion sowie Tumorgröße bestimmt werden und damit eine bessere Selektion der Patienten erfolgen, die eine Resektion untergehen sol-

10

len (Lo CM, 1998). Die meisten Autoren halten die Tumorstadien III B, III C und IV für nicht mittels Resektion heilbar. Außerdem sollten Patienten mit Komplikationen der Zirrhose wie Blutungen, Aszites oder portaler Hypertension nicht durch eine Leberresektion behandelt werden, da ihre hepatischen Reserven zu gering sind.

Mittels präoperativer portalvenöser Embolisation (PVE) kann gegebenenfalls eine Hypertrophie des verbleibenden Lebergewebes angeregt werden, sodass eine ansonsten nicht mögliche ausgedehnte Resektion möglich wird (Vauthey JN, 2000).

Die Resektion sollte in nicht - zirrhotischen Lebern entlang der anatomischen Grenzen der Segmente erfolgen, um Ischämie und biliäre Stase zu vermeiden. Bei zirrhotischen Patienten muss man sich oft für eine nicht - anatomische Resektion entscheiden, um möglichst große Anteile des Gewebes zu schonen und damit die postoperative Leberfunktion zu verbessern.

Die Mortalität bei dieser Behandlungsform (bis zu 24 % (Sugioka A, 1993)) hängt sehr von einer zugrunde liegenden HBV - Erkrankung ab, die meist für ein perioperatives Leberversagen veranwortlich ist. Prognostisch spielen ein operationsbedingter Blutverlust von > 1500 ml sowie postoperative Infektionen eine weitere wichtige Rolle.

Auch bei sorgfältiger Patientenselektion vor der Resektion kommt es in der Mehrheit der Fälle zu einem Lokalrezidiv des HCC. Man nimmt an, dass dies auf präexistente, klinisch okkulte, kleinste Tumorherde im verbleibenden Lebergewebe zurückzuführen ist. Chronische Lebererkrankungen spielen eine weitere wichtige Rolle (Bilimoria MM, 2001). Bei adjuvanten Chemotherapieverfahren und den damit verbundenen immunsuppressiven Effekten ergibt sich ein zusätzlich erhöhtes Risiko für die Entstehung von Neoplasien.

Die Lebertransplantation

Ein grosser Vorteil der Transplantation (Tx) ist die Möglichkeit, dadurch eine zirrhotische Leber zu ersetzen. Die Langzeitergebnisse sind bei Patienten mit HCCs < 5 cm ohne makrovaskulären Befall und ohne extrahepatische, systemische Ausbreitung am besten: Dabei können rezidivfreie Überlebensraten von bis zu 92 % erreicht werden (Mazzaferro V, 1996; Bismuth H, 1999). Die 5 - Jahres - Überlebensraten gleichen damit denen von transplantierten Patienten ohne maligne Grunderkrankung

(Figueras J, 1997). Dies entspricht in etwa den Daten des United Network for Organ Sharing (UNOS).

Aus den oben genannten Kriterien für ein möglichst vielversprechendes Langzeitergebnis geht hervor, dass eine Tx v.a. in frühen Stadien des HCCs anzustreben ist. Dabei spielt eine möglichst frühzeitige Diagnosestellung ein wichtige Rolle; hierbei ist ein Screening gerade in den Risikogruppen besonders entscheidend. Desweiteren ist eine möglichst kurze Wartezeit auf ein Spenderorgan anzustreben, um ein Fortschreiten des Tumors während der Wartezeit - die in manchen Regionen der USA bis zu 2 Jahren betragen kann - zu verhindern.

Ein Teil dieses Problems könnte durch Leberlebendspenden gelöst werden.

Es gibt keine großen randomisierten, kontrollierten Studien, die die Tx mit anderen Therapieverfahren vergleichen. Eine der wenigen durchgeführten Studien zeigt keinen signifikanten Unterschied zwischen Tx und anderen Therapieformen (Iwatsuki S, 1991). Eine andere Studie beschreibt folgendes Ergebnis der 3 - bzw. 5 - Jahresüberlebensrate: 72 und 68 % bei Tx, 64 und 44 % bei Resektion, 54 und 36 % bei PEI, 32 und 22 % bei TACE (Colella G, 1998). Allerdings wurde dieser Benefit nach Tx v.a. bei Patienten mit monofokalem HCC < 5 cm beobachtet. Die Prognose von Patienten mit fortgeschritteneren Tumorstadien verschlechterte sich auf 5 - Jahresüberlebensraten von 50% oder kleiner.

Die begrenzte Verfügbarkeit von Spenderorganen löst die Suche nach einer geeigneten Überbrückungstherapie bis zu einer möglichen Tx aus. Dabei konnte bisher allerdings keine überzeugende Therapie entwickelt werden; nur in vereinzelten Studien konnte ein Benefit von TACE (Martin M, 1996; Venook AP, 1995) oder Resektion (Poon RT, 2002) beobachtet werden.

Es gibt wenige zuverlässige Untersuchungen zu adjuvanten Therapieformen nach Tx. Man geht allerdings davon aus, dass gerade dies einen entscheidenden Überlebensvorteil bedeuten würde, da es bei der Explantation des kranken Organs und der damit verbundenen Manipulation zu einer Streuung von Tumorzellen kommen kann.

Zusätzlich kann durch die nachfolgende immunsuppressive Therapie ein neuerliches Tumorwachstum begünstigt werden. Kommt es tatsächlich zu Sekundärtumoren, so wachsen diese post - Tx schneller als nach Resektion (Yokoyama I, 1991) und führen rasch zum Tod der Patienten.

In der einzigen bisher durchgeführten kontrollierten Studie konnte mit prä -, intra - und postoperativer Applikation von Doxorubicin ein signifikant besseres 2 - Jahres - Überleben nachgewiesen werden (Gnant M, 1997). Allerdings bedarf auch dieses Ergebnis einer Bestätigung durch größere kontrollierte Studien.

Eine potentielle Möglichkeit, die Rezidivrate nach Transplantation zu verringern, ist die Umstellung der notwendigen Immunsuppression. Da die üblicherweise verwendeten Calcineurininhibitoren Tacrolimus und Cyclosporin A das Tumorwachstum fördern, könnte eine Therapie mit Rapamycin eine Alternative sein. Es konnte gezeigt werden, dass bei guter immunsuppressiver Wirkung gleichzeitig eine Proliferationshemmung von Tumorzellen erreicht werden kann.

1.3. Rapamycin (Sirolimus)

Das Makrolidantibiotikum Rapamycin ($C51H79NO13$) wurde erstmalig in einer Bodenprobe der Osterinsel Rapa Nui entdeckt und ist ein Produkt des Aktinomyzeten Streptomyces hygroscopicus. Ursprünglich wurde es als Antimykotikum eingesetzt, bis seine immunsuppressiven und antiproliferativen Eigenschaften erkannt wurden.

Im Tierversuch konnte sowohl bei heterotoper und orthotoper Organtransplantation als auch bei Haut-, Knochenmarks- und Inselzelltransplantationen mittels Rapamycinmedikation ein verlängertes Transplantatüberleben erreicht werden.

Ein hemmender Einfluss von Rapamycin auf die Zellproliferation konnte bei Fibroblasten, glatten Muskelzellen, Keratinozyten und Tumorzellen beobachtet werden. Dies gilt auch für durch das Ebstein Barr Virus (EBV) und das Humane T - Lymphotrophe Virus - 1 (HTLV-1) transformierte T - und B - Zellen. Tumorwachstum verschiedener maligner Zellen kann durch Rapamycin gehemmt werden. Hauptsächlich handelt es sich dabei um Rhabdomyosarkozellen (Hosoi H, 1999), Osteosarkomzellen (Ogawa T, 1998), Zellen des hepatozellulären Karzinoms (Price DJ, 1992), des Bronchialkarzinoms (Muthukkumaar S, 1995) und des renalen Karzinoms (Luan FL, 2003). Ein starker antiangiogenetischer Effekt durch eine verminderte Synthese des vaskulären endothelialen Wachstumsfaktors VEGF konnte in Versuchen mit Kolonkarzinomzellen beobachtet werden (Guba M, 2002).

Daneben hat Rapamycin einen deutlichen Einfluss auf Onset und Schweregrad etlicher im Tierversuch untersuchter Autoimmunkrankheiten wie Insulinabhängiger Diabetes Mellitus (IDDM), Systemischer Lupus Erythematodus (SLE) und Arthritis. Durch seine antiproliferative Wirkung auf glatte Muskelzellen ist es in der Lage, iatrogen entstandene Intimaproliferationen nach Ballonkatheterisierung bei Schweinen zu verhindern (Gallo R, 1999). Dies lässt neben dem immunsuppressiven Nutzen von Rapamycin auch Indikationen im Bereich von Autoimmun- und hyperproliferativen Erkankungen vermuten.

Die starken immunsuppressiven Eigenschaften von Rapamycin sind auf seine Fähigkeit zurückzuführen, die cytokinvermittelte Signalkaskade zu unterbrechen, die Wachstum und Differenzierung der Lymphozyten auslöst (Dumont FJ, 1996). Rapamycin verhindert bei Interleukin - 2 (IL - 2) - stimulierten T - Zellen den Übergang von der G_1 - in die S - Phase des Zellzyklus, wobei es zu einem Arrest in der mittleren bis späten G_1 - Phase kommt.

Diese Wirkung beruht auf zwei biochemischen Wirkmechanismen. Zum einen inhibiert Rapamycin die Phosphorylierung (d.h. die Aktivierung) der p70 S6 Kinase, die als Reaktion auf Zytokinaktivierung die Mitose der Zelle stimulieren soll. Dadurch wird die Translation von mRNA gedrosselt, die ribosomale Proteine und Elongationsfaktoren kodiert, sodass die Proteinsynthese abnimmt (Jefferies HBJ, 1993). Daneben inhibiert Rapamycin bei IL - 2 - stimulierten T - Zellen mittels einer verminderten Transkription von p27 die cyclin - abhängige Kinase cdk2/cyclin E Komplex, einen entscheidenden Regulator für den Übergang der G_1 - in die S - Phase (cdk = cyclin dependent kinases).

Rapamycin bindet intrazellulär an FKBP (= FK binding protein). Dieser Komplex reagiert mit einem weiteren Protein, dem Rapamycinrezeptor mTOR (mammalian Target of Rapamycin), wodurch dieser blockiert wird. Hierdurch wird schließlich die Zytokin - vermittelte (IL - 2, IL - 4, IL - 7, IL - 15) Signaltransduktion in T - Zellen inhibiert, sodass es zum Zellzyklusarrest in der G_1 - Phase kommt.

mTOR, selbst eine Kinase besitzt eine Schlüsselfunktion im Zellzyklus und die Blockade durch Rapamycin hat mehrere Effekte: Inhibition der Translation einer Reihe von mRNAs, die Proteine codieren, die entscheidend für die Zellzyklusprogression sind; Inhibition der IL - 2 - induzierten Transkription von PCNA (proliferating cell nuclear antigen), das für die DNA - Replikation essentiell ist; Blockade der CD28 - vermittelten Hochregulation der IL - 2 - Transkription von T - Zellen; Inhibition der Kinaseaktivität der cdk4/cyclin D und cdk2/cyclin E Komplexe, wodurch es zu einer verringerten Synthese der Zellzyklusproteine cdc2 und cyclin A und damit zur Hemmung der Zellzyklusprogression kommt (Sherr CJ, 1994). Zur Inhibition der Kinaseaktivität dieser Komplexe kommt es durch eine verlängerte Halbwertszeit und Überexpression des Tumorsuppressorgens $p27^{Kip1}$, wodurch es zum Stillstand in der G_1 - Phase kommt (Toyoshima H, 1994).

Im Gegensatz dazu vermitteln andere Immunsuppressiva wie Cyclosporin A (CsA) und Tacrolimus (FK506) ihre Wirkung über die Blockade von Calcineurin, einer Phosphatase, die für die Zytokinproduktion verantwortlich ist. Infolgedessen kommt es zur erhöhten Aktivität der cdk4 - Kinase, die essentiell für den Übertritt der Zellen in die G_1 - Phase ist (Baksh et al, 2000). Dadurch treiben Tacrolimus und Cyclosporin den Zellzyklus durch einen einen zell - autonomen Mechanismus (Hojo M, 1999) voran.

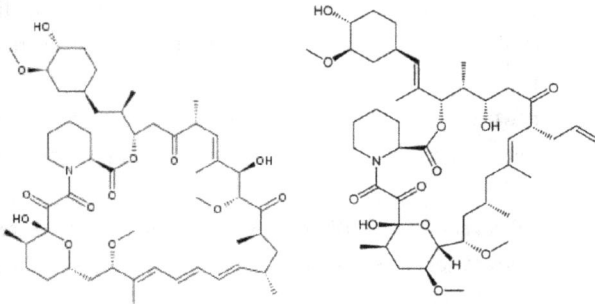

Abb.1: Rapamycin (links) ist Tacrolimus (rechts) strukturell sehr ähnlich.
(Abbildungen: http://en.wikipedia.org/wiki, 2012)

CsA und Tacrolimus binden die Immunophiline Cyclophilin und, wie auch Rapamycin, FKBP 12 (Liu J, 1991). Trotz der Bindung an denselben Rezeptor konnte keine klinisch relevante kompetitive Hemmung von Tacrolimus und Rapamycin festgestellt werden: Rapamycin und andere immunsuppressive Medikamente wirken synergistisch bei unterschiedlichem Nebenwirkungsspektrum. Besonders im Hinblick auf

Nephrotoxitität ist Rapamycin wesentlich besser verträglich als CsA oder Tacrolimus, deren Wirkung sich diesbezüglich potentiert.

In internationalen Multicenter - Phase - II - Studien wurde die klinische Wirksamkeit von Rapamycin als Prophylaxe für akute Abstoßungsreaktionen nach Nierentransplantation untersucht. Dabei wurde es in Kombination mit CsA und Prednison angewandt. Alle mit Rapamycin behandelten Gruppen hatten nach 6 Monaten geringere Abstoßungsraten im Vergleich zu den Kontrollgruppen (7 - 26 % : 32 %). Das Überleben von Patienten oder Transplantat war allerdings unter Therapie mit Rapamycin nicht deutlich verlängert.

Rapamycin wird in der Leber metabolisiert und ist ein Substrat des in Darmwand und Leber lokalisierten Isoenzyms Cytochrom P450 3A4 und der Multisubstanzpumpe P - Glykoprotein (P - gp) in der Dünndarmwand. CYP3A4 Inhibitoren (z.B. Calciumkanalblocker, Antimykotika, Makrolide, Prokinetika, HIV - Protease - Inhibitoren) können den Rapamycin-Metabolismus verringern und dadurch die Blutspiegel erhöhen; CYP3A4 Induktoren wie Rifampicin, Phenobarbital, Carbamazepin, Rifabutin und Phenytoin können dagegen zu verminderten Konzentrationen von Rapamycin führen. Grapefruitsaft beeinflusst ebenfalls den CYP3A4 - vermittelten Metabolismus und sollte daher vermieden werden.

In tierexperimentellen Studien wurde Reproduktionstoxizität gezeigt, wobei es zu vermehrter Mortalität, verringertem Geburtsgewicht und verspäteter Ossifikation kommen kann.

Durch Rapamycin wurden im Tierversuch bei Mäusen, Ratten, Hunden und Affen kardiale, vaskuläre, skelettale, pankreatische, lymphoide, testikuläre und gastrointestinale Nebenwirkungen ausgelöst. Nachteilige Wirkungen auf Leber oder Nieren wurden nicht nachgewiesen.

1.4. Das Tumorsuppressorgen p53

Ein gut untersuchtes Tumorsuppressorgen ist das seit 1979 bekannte 53 kDa schwere p53 - Gen (Lane DP, 1979), welches 11 Exons umfaßt und auf dem kurzen Arm des Chromosoms 17 (17p13.1) lokalisiert ist. Das p53 - Protein ist ein hauptsächlich nukleäres Phosphoprotein, das sequenzspezifisch an die DNA bindet.

Es kann schädigungsabhängig über eine vermehrte Synthese von Transskriptionsfaktoren Tumorentstehung durch Zellzyklusarrest in der G_1 - und G_2 - Phase zur DNA - Reparatur verhindern. Ist eine Reparatur nicht mehr möglich, kann p53 Apoptose induzieren, sodass eine Weitergabe des genetischen Defekts an die Tochtergenerationen vermieden wird. Außerdem kann p53 die Wirkung bereits aktivierter Onkogene abschwächen oder ganz aufheben (Choi SW, 1993).

Die tumorsupprimierende Funktion wird gehemmt, wenn beide Allele durch eine Mutation und / oder Deletion betroffen sind. Dann kann kein oder nur nicht - funktionelles konformationsverändertes p53 synthetisiert werden, welches durch verlängerte Halbwertszeit im Zellkern akkumuliert, sodass ein Hemmungsmechanismus in der Entstehung einer neoplastischen Transformation entfällt. Dies findet sich bei fast der Hälfte aller menschlichen Tumoren (u.a. Brust -, Lungen -, Kolonkarzinom und HCC (Choi SW, 1993)), und ist mit einer schlechteren Prognose und schlechterem Ansprechen auf Chemo - und Radiotherapie verbunden.

80 - 90 % dieser Mutationen liegen in der Aminosäuresequenz des p53 - Proteins, die spezifisch an DNA bindet. Es handelt sich dabei um hoch konservierte DNA - Abschnitte in dem Gen. Hot spots für Mutationen stellen insbesondere die Codons 175, 245, 248 und 273 dar (Guinn BA, 1997).

Das Humane Papilloma Virus (HPV) benötigt für seine Replikation Nukleotidvorstufen. HPV - Genprodukte können an p53 binden und dieses inaktivieren, sodass die Reparatur von geschädigter DNA verhindert wird.

1.5. Das Tumorsuppressorgen p21[WAF1]

Das WAF1 - Protein spielt ebenfalls eine wichtige Rolle bei der Regulierung von Zellwachstum und der Zellantwort auf eine DNA - Schädigung (Kang KH, 1999). Infolge einer Zellschädigung wird - bei erhöhten p53 - Konzentrationen - vermehrt p21[WAF1] synthetisiert. Dieses bindet cyclin - abhängige Kinasen und bewirkt so einen (reversiblen) Zellzyklusarrest in der G_1 - oder G_2 - Phase, um der Zelle genügend Zeit zu geben, DNA - Schäden zu reparieren (Boulaire J, 2000). Somit ist p21[WAF1] essentiell für den p53 - vermittelten G - Phasen - Arrest.

Die p53 - vermittelte Apoptose geht ebenfalls mit erhöhten $p21^{WAF1}$ - Konzentrationen einher. $p21^{WAF1}$ - Überexpression kann auch durch z.B. mitogene Stimuli induziert werden.

1.6. Der Apoptoseinhibitor bcl-2

Das bcl-2 Gen wurde ursprünglich von der t(14;18)(q32;q21) Translokation in vielen Non - Hodgkin B - Zell - Lymphomen isoliert (McDonnell TJ, 1993). Sein Genprodukt ist ein 26 kDa schweres membranassoziiertes Protein. Das bcl-2 Protein wehrt Stimuli ab, die zur Apoptose führen können, und fördert so die Kanzerogenese.

Bcl-2 gehört einer Multigen-Familie an, die in zwei funktionelle Gruppen unterteilt ist: Apoptoseinhibitoren wie bcl-2 und apoptoseinduzierende Gene bzw. Genprodukte wie z.B. bax (Knudson CM, 1997). Die Lebensdauer der Zelle hängt von der Ratio zwischen Apoptoseinhibitoren und - induktoren ab: Hohe bcl-2 - Spiegel bei einem niedrigen bax - Level führen zu stärkerer bcl-2 - Homodimerisation und so zur Apoptoseinhibition. Erhöhte bax-Spiegel bewirken eine Heterodimerisation mit bcl-2 und schließlich eine Homodimerisation von bax, die zur Apoptose führt. Das bcl-2 - Protein kann auch mit anderen nicht verwandten Proteinen interagieren.

1.7. Der Apoptoseinduktor bax

Zur selben Familie wie bcl-2 gehört das 21 kDa schwere bax - Gen, das in seiner Aminosäuresequenz dem bcl-2 weitgehend homolog ist.

Wie oben beschrieben bestimmt das Verhältnis von bcl-2 zu bax Überleben oder Sterben der Zelle. Bax - Aktivierung scheint ebenfalls durch Wildtyp - p53 induziert zu werden: Seine Promotorregion enthält 4 Abschnitte, die p53 Bindingsites entsprechen. Bindet bax nicht an bcl-2 oder bildet es Homodimere aus, wird Apoptose eingeleitet.

1.8. Der Mitoseinhibitor $p27^{Kip1}$

Das 27 kDa schwere $p27^{Kip1}$ Protein fungiert als negativer Regulator der G_1 - Progression. Es kann somit den Tumorsuppressorgenen zugerechnet werden.

Der Zellzyklus und insbesondere der Eintritt in die S - Phase wird duch eine Anzahl cyclinabhängiger Kinasen gesteuert (Pines J, 1995). Studien ergaben, dass der TGFα - abhängige G_1 / S - Arrest durch das hitzebeständige $p27^{Kip1}$ - Genprodukt induziert wird, das den besonders wichtigen cdk2/cyclin E Komplex hemmt. Zwei cdk - inhibierende Proteingruppen sind bekannt: die Ink - Familie, die lediglich cdk4 und cdk6 hemmt, und die Kip - Gruppe, die weniger spezifisch cdk's inhibiert. Im Gegensatz zu den Ink - Inhibitoren, die monomere cdk's binden, wird die Bindung von $p21^{Cip1}$ und $p27^{Kip1}$ an die Kinasen gefördert, wenn sie an Cyclin gebunden sind. Möglicherweise können $p21^{Cip1}$ und $p27^{Kip1}$ auch direkt an die Kinasen binden.

Zellen mit hohen $p27^{Kip1}$ - Konzentrationen sind nicht in der Lage, in die S - Phase fort zu schreiten (Ajchenbaum F, 1993). Man vermutet, dass IL - 2 Stimulation den Abbau von $p27^{Kip1}$ fördert und somit die Progression des Zellzyklus stimuliert. Das Immunsuppressivum Rapamycin hemmt diese Wirkung von IL - 2 und kann so durch eine verlängerte Halbwertszeit von $p27^{Kip1}$ einen G_1 - Arrest induzieren (Nourse J, 1994).

Die inhibitorische Wirkung von $p27^{Kip1}$ nimmt bei zunehmender Stimulation durch Wachstumsfaktoren ab.

1.9. Das Strukturprotein ß - Actin

Actin gehört neben Myosin zu den wichtigsten Proteinen des Zytoskeletts der Zelle und ist somit mitverantwortlich für ihre Motilität. Es zählt zu den ältesten eukaryotische Proteinen; bei den Säugern und Vögeln liegt es in mindestens 6 Isoformen vor. ß - Actin ist eine nichtmuskuläre Form mit ß - Struktur. Die Isoenzyme besitzen untereinander eine Sequenzhomologie von > 90 %. Bei ihren NH_2 - terminalen Endungen liegt diese etwas niedriger bei 50 - 60 %. Die Antigenität liegt hauptsächlich an der jeweiligen terminalen Sequenz.

Als Strukturprotein der Zelle wird es von den Zellen einer Zelllinie gleichermaßen exprimiert und kann so in den Experimenten als Ladekontrolle Information über gleiche Proteinbeladung geben.

2. Zielsetzung

Aufbauend auf den Ergebnissen, die aus der Literatur bekannt sind, soll gezeigt werden, dass das Indikationsspektrum von Rapamycin auf die immunsuppressive Behandlung nach Lebertransplantation ausgedehnt werden kann.

Bei unzureichenden Ergebnissen unter konservativen Therapieversuchen gelten beim HCC chirurgische Verfahren als Therapie der Wahl. In vergleichenden Studien konnten bei frühen Stadien mittels chirurgischer Resektion 5 - Jahres - Überlebensraten von bis zu 44 % erreicht werden, während diese bei Transplantation bei bis zu 68 % liegen; bei Rezidiven nach Tx, wie es bei ausgedehnteren und metastatischen Tumoren in bis zu 70 % der Fall ist, stehen jedoch nur noch unzureichende palliative Maßnahmen zur Verfügung. Eine möglichst frühe Erkennung von hepatozellulären Karzinomen mittels gezielten Screenings bei gefährdeten Personen steht damit im Vordergrund; für weitere Teile der Bevölkerung scheinen diese angesichts der geringen kurativen Therapiemöglichkeiten nicht sinnvoll. Der bestehende Mangel an Spenderorganen macht jedoch eine früh, und damit möglicherweise rechtzeitige, Transplantation nach Diagnosestellung dennoch oft unmöglich. Eine bessere Nachsorge beispielsweise in Form einer veränderten Immunsuppression wird darum umso wünschenswerter, um die Rezidivrate zu senken.

Hier soll nun untersucht werden, ob Rapamycin das Tumorzellwachstum von HCC - Zellen hemmen kann, sodass es in der Initialphase der Immunsuppression eingesetzt werden kann. Um eine Aussage über die Generalisierbarkeit machen zu können, sollten mehrere Zelllinien untersucht werden. Die Untersuchung der möglichen Mechanismen der Wachstumshemmung sollte bereits bei anderen Zellen beschriebene Veränderungen sowie neue Mechanismen einschließen. Hierbei wollen wir besonderen Wert auf den Zellzyklusarrest legen, der in mehreren anderen Tumortypen bereits nachgewiesen wurde.

Im Weiteren sollen Kombinationen von Rapamycin mit klinisch bereits eingesetzten Immunsuppressiva bei HCC auf additive oder synergistische Wirksamkeit untersucht werden.

Diese Arbeit soll als Grundlage für weitere Untersuchungen dienen, um Rapamycin dem klinischen Einsatz als Initialtherapeutikum nach Lebertransplantation beim hepatozellulären Karzinom näher zu bringen.

Rapamycin zeigt vielversprechende Ergebnisse bei der Behandlung verschiedener Tumorzelllinien. Abhängig vom Tumorzelltyp wurden in mehreren Studien bereits unterschiedliche Wirkmechanismen von Rapamycin in vitro und in vivo beschrieben. Ein gemeinsames Ergebnis dieser Studien ist die beobachtete Wachstumsinhibition mit Rapamycin behandelter Tumorzellen. Daher wollen wir untersuchen, ob Rapamycin auch eine Proliferationshemmung von hepatozellulären Karzinomzellen in vitro ausübt und damit erste Rückschlüsse über eine Eindämmung des Wachstums humaner HCCs bzw. des Rezidivrisikos nach erfolgter Lebertransplantation gezogen werden können. Seine daneben beschriebenen immunsuppressiven Eigenschaften würden es dann zu einer möglichen Alternative in der primären Immunsuppression nach Lebertransplantation machen.

Durch die Standardimmunsuppressiva Tacrolimus (FK506) und Cyclosporin wird das Tumorwachstum und damit das Rezidivrisiko nach der Transplantation erhöht. Wir interessieren uns daher auch für die Untersuchung von Rapamycin zur Behandlung humaner hepatozellulärer Karzinome alleine und in Kombination mit Tacrolimus.

Gerade im Hinblick auf eine spätere Anwendung am Menschen spielt auch die Frage nach toxischen Nebenwirkungen, wie sie bei den meisten Immunsuppressiva vorkommen, eine wichtige Rolle. Da Rapamycin beim Menschen auf anderen Gebieten bereits seit geraumer Zeit eingesetzt wird, ist sein Nebenwirkungsspektrum gut bekannt: Neben der im Tiermodell angezeigten Reproduktionstoxizität wurden unter Therapie mit Rapamycin kardiale, vaskuläre, skelettale, pankreatische, lymphoide, testikuläre und gastrointestinale Nebenwirkungen jedoch keine Leber - und Nierenschädigung beobachtet. In der Kombination mit anderen Immunsuppressiva konnten diesbezüglich keine additiven Effekte festgestellt werden, was für die initiale Kombinationstherapie nach der Transplantation von großem Vorteil ist.

Eignet sich Rapamycin als (Initial-) Immunsuppressivum zur Therapie nach der Transplantation einer an HCC erkrankten Leber? Diese Fragestellung erscheint uns sinnvoll, um so möglicherweise die Grundlage einer neuen Therapieoption in der Behandlung von humanen HCCs zu schaffen.

Zunächst ist festzustellen, ob in vitro das Wachstumsverhalten einer humanen Leberkarzinom-Zelllinie durch die Gabe von Rapamycin beeinflusst werden kann. Erweist sich dies als vielversprechend, wäre es interessant, einen möglichen Wirkmechanismus aufzudecken und diesen durch verschiedene Nachweisverfahren zu bestätigen. Als nächster Schritt käme eine Anwendung in vivo an verschiedenen Tierarten in Frage. Dabei müssten auch möglicherweise (toxische) Nebenwirkungen untersucht werden. So könnten weitere auf diesen Grundlagen aufbauenden Eigenschaften von Rapamycin bei der Behandlung des hepatozellulären Karzinoms erkannt werden.

Möglicherweise finden sich dadurch Hinweise auf ein neues potentes Immunsuppressivum in der transplantionschirugischen Behandlung des hepatozellulären Karzinoms. Damit gäbe es eine weitere Therapieoption neben der chirurgischen Resektion, die aber im Gegensatz dazu höhere 5 - Jahres - Überlebensraten erreichen und auch in späteren Tumorstadien noch angewandt werden könnte.

3. Material und Methoden

3.1. Zellkultur

Die Experimente wurden mit den humanen Tumorzelllinien SK-Hep-1 (HTB-52), einer Wildtyp - Zelllinie für das p53 - Gen, sowie Hep 3B2.1-7 (HB-8064) und PLC/PRF/5 (CRL-8024), beide Linien mit einer Mutation im p53 - Gen (alle drei Zelllinien von ATCC, American Type Culture Collection, Manassas, VA) durchgeführt. Bei der Zelllinie Hep 3B liegt eine Deletion des p53 - Gens vor, sodass kein Genprodukt exprimiert werden kann. Diese Zellen dienten in einigen Experimenten als Negativkontrollen für den Nachweis des Proteins p53. Die Zelllinie PLC/PRF/5 hat eine Mutation im p53 - Gen, die ein nicht funktionelles p53 - Protein mit einer verlängerten Halbwertszeit entstehen lässt und damit eine Akkumulation im Nukleus bewirkt, was zur Überexpression des p53 - Proteins führt.

Alle Leberkarzinomzelllinien wurden als subkonfluente adhärente Monolayerkulturen in einem Medium MEM (Minimum Essential Amino Acid Medium with Earle´s Salts without L-Glutamine, 500 ml, Cat.-Nr. 21090-022 von GibcoBRL) mit einem Zusatz von 10 % fetalem Kälberserum (Foetal Bovine Serum Dialysed, 500 ml, Cat.-Nr. 10110-161 von GibcoBRL), 1 % Penicillin - Streptomycin (10000 IU/ML - 10000 UG/ML, 100 ml, Cat.-Nr. 15140114 von GibcoBRL), um bakterielle Kontaminationen zu vermeiden, 1 % L-Glutamin (200 MM, 100x, 100 ml, Cat.-Nr. 25030-024 von GibcoBRL), 1 % Sodiumpyruvat (MEM 100 MM, 100 ml, Cat.-Nr. 11360-039 von GibcoBRL) und von 1 % nicht essentiellen Aminosäuren (Non-essential Amino Acids, MEM, 100x, 100 ml, Cat.-Nr. 11140-035 von GibcoBRL) in einem Heräus-Brutschrank bei 37° C, 5 % CO_2, und 95 % O_2 in 75 cm^2 Zellkulturflaschen (250 ml, Cat.-Nr. 3111 von Falcon) gehalten.

Die Zellen wurden alternierend je einmal pro Woche gewaschen und passagiert. Nach Absaugen des Mediums wurden die Zellen in Dulbecco´s phosphatgepufferter Kochsalzlösung (PBS) (1x, 500 ml, Cat.-Nr. 14190-094 von GibcoBRL) gewaschen, die calcium-, magnesium- und natriumbikarbonatfrei sein musste, um eventuell noch vorhandenes fetales Kälberserum auszuwaschen. Anschließend wurde das Medium in entsprechender Menge erneuert. Zum Passagieren wurden die Zellen zur enzymatischen Ablösung stattdessen kurzzeitig im Brutschrank mit 0,25 % Trypsin (prepared in Gibco Sol. A, 1 : 250, 1x, 100 ml, Cat.-Nr. 25050-014 von GibcoBRL) inkubiert. Die Trypsin - Zell - Suspension wurde in 15 ml bzw. 50 ml Kulturröhrchen (Cat.-Nr. 2095 bzw. 2070 von Falcon) gefüllt und das Trypsin durch Zugabe von Medium inaktiviert. Zum Passagieren oder Aussetzen der Zellen in einem Experiment wurden sie mittels einer Zählkammer nach Neubauer unter einem Durchlichtmikroskop von Olympus gezählt und in der gewünschten Anzahl kultiviert.

Für alle Experimente wurden 1 - 1000 µl Finnpipetten der Fa. Eppendorf sowie 5 ml -, 10 ml - und 25 ml - Pipetten (Serological pipet, Cat.-Nr. 7543, 7551, 7525 von Falcon) benutzt.

3.2. Wachstumsanalyse

3.2.1. Karzinom-Zelllinie

Nach Zellzählung wurden die Zellen in einer 24 - well - Platte (Multiwell Tissue Culture Plate, Cat.-Nr. 3047 von Falcon) mit 2×10^4 Zellen und 1 ml Medium pro well ausgesetzt. Gleich nach Aussaat der Zellen in den Kulturschalen wurden bei je zwei Schalen der Kontrollgruppe und der Testgruppen Zellzahlbestimmungen zur Überprüfung der Korrektheit der angenommenen Zelldichte durchgeführt. Die Platte wurde 48 Stunden bei 37° C inkubiert. Die Bestimmung der nach 48 Stunden angewachsenen Zellen erfolgt durch Auszählen mittels eines Phasenkontrastmikroskops von Zeiss (Axiovert 135) von jeweils drei Einheiten aus der Kontrollgruppe. Daraus ließ sich die Anzahl der nach der Aussaat tatsächlich angewachsenen Zellen, d.h. die "plating efficiency" bestimmen. Danach wurden die 24 wells in acht Behandlungsgruppen eingeteilt, sodass jeweils drei wells einer Gruppe zugeordnet waren. Die erste Gruppe diente zur Kontrolle und wurde nur mit Medium behandelt, zur Behandlung der zweiten bis siebten Gruppe wurde Rapamycin in aufsteigenden Konzentrationen von 0,1 ng/ml, 1 ng/ml, 5 ng/ml, 25 ng/ml, 100 ng/ml und 1000 ng/ml benutzt. Die achte Gruppe wurde mit absolutem Alkohol inkubiert, um einen möglichen Effekt des Lösungsmittels festzustellen. Dabei wurde die höchste vorliegende Konzentration von absolutem Alkohol, d.h. die Menge, die in der Lösung mit 1000 ng/ml Rapamycin verwendet wurde, verwendet. Es erfolgte eine 24 - stündige Inkubation im Brutschrank. Danach wurden die Platten abgesaugt, gewaschen und wiederum 10 % MEM zugefügt. Die Auszählung fand an Tag 1, 3 und 5 nach der Behandlung statt. Die Zellzählung erfolgte wie in 3.1. beschrieben mittels der Zählkammer nach Neubauer. Die Zählungen wurden jeweils zweimal durch zwei unabhängige Personen blind durchgeführt und aus den beiden Werten der Mittelwert gebildet. Insgesamt wurde diese Zellzahlbestimmung für jede Zelllinie dreimal wiederholt und von den drei Werten wiederum der Mittelwert berechnet.

Nachdem wir so die bestwirksamen und niedrigstmöglichen Dosierungen bestimmt hatten, wurden vergleichbare Versuche angesetzt, in denen wir zusätzlich mit Tacrolimus alleine und in Kombination mit Rapamycin behandelten. Dabei wurde 24 Stunden nach dem Aufsetzen der Zellen in den 24 - well - Platten in 0 %-igem Medium und jeweils 5 ng/ml und 100 ng/ml von Rapamycin und Tacrolimus alleine und in Kombination behandelt. Nach weiteren 24 Stunden konnten das Medium durch 10 %-iges Medium ohne Medikamentzusatz ersetzt und wiederum an Tag 1, 3 und 5 nach Behandlung gezählt werden.

Weiterhin wollten wir den Effekt von Adriamycin auf die Zelllinien SK-Hep-1 und Hep 3B untersuchen. In der Literatur (Castaneda F, 1999) wurde ein wachstumssteigernder Einfluss auf HCC - Zellen beschriebenen. Wir hofften, diesen Effekt auch bei unseren Zelllinien beobachten zu können, um die Zellen vor den FACS - Analysen damit behandeln und so die Zellzahl auf die entsprechende Anzahl steigern zu können.

Auch hier wurde 24 Stunden nach dem Aufsetzen der Zellen in den 24 - well - Platten in 0 %i-gem Medium und verschiedenen Konzentrationen Rapamycin und Adriamycin alleine und in Kombination behandelt. Nach weiteren 24 Stunden konnte das Medium durch 10 %-iges Medium ohne Medikamentzusatz ersetzt werden. Die Zellen wurden wiederum am ersten, dritten und fünften Tag nach der Behandlung gezählt.

Wir verwendeten Adriamycin - Konzentrationen von 0,005 µg/ml, 0,05 µg/ml, 0,5 µg/ml und 5 µg/ml. In Kombination mit Rapamycin wurden folgende Dosierungen untersucht: 25 ng/ml Rapamycin / 0,005 µg/ml Adriamycin, 5 ng/ml Rapamycin / 0,05 µg/ml Adriamycin, 5 ng/ml Rapamycin / 0,5 µg/ml Adriamycin, 25 ng/ml Rapamycin / 5 µg/ml Adriamycin.

3.3. Western Blot Analysen

3.3.1. Aussaat der Zellen, Behandlung und Herstellung des Zelllysats

Nach Zellzählung wie in 3.1. beschrieben wurden die Zellen der Zelllinien SK-Hep-1 und Hep 3B in 10 cm - Platten (100 x 20 mm, Cat.-Nr. 3003 von Falcon) mit 1×10^6 Zellen in 10 ml 10%iges Medium pro Platte ausgesetzt. Es wurden 14 Platten entsprechend den Behandlungsgruppen der Zelllinien SK-Hep-1 und Hep 3B benötigt, wobei letztere als Negativkontrolle für p53 diente.

Es wurden ebenfalls jeweils pro Platte 1×10^6 Zellen der entsprechenden Zelllinie in 10 ml Medium gegeben. Alle Platten wurden nach der Aussaat 24 Stunden bei 37° C inkubiert. Die Festlegung der Platten zu den Behandlungsgruppen erfolgte zufällig. Das Medium wurde vorsichtig entfernt und verworfen. Beide Zelllinien enthielten jeweils eine Platte als Kontrollgruppe, die nur mit Medium behandelt wurde. Sechs weitere Platten wurden jeweils mit folgenden Konzentrationen der Medikamente behandelt: Rapamycin 5 ng/ml und 100 ng/ml, Tacrolimus 5 ng/ml und 100 ng/ml, und Rapamycin / Tacrolimus in Konzentrationen von je 5 ng/ml und 100 ng/ml in 0 %-igem Medium.

Die Platten wurden wiederum 24 Stunden im Brutschrank inkubiert, danach wurde das Medium durch 10 %-iges Medium ersetzt und nach weiteren 24 Stunden konnten die Zellen aufgearbeitet werden.

Zum Ernten der Zellen wurde ein Teil des Mediums aus der Platte abgesaugt und in ein Kulturröhrchen (16x100mm, 11 ml, Cat.-Nr. Z 14,454-1 von Aldrich) auf Eis gefüllt, die Zellen wurden mittels eines Disposable Cell Scraper (Cat.-Nr. 3010 von Costar-Corporation) vom Grund der Platte abgelöst und zusammen mit dem restlichen Medium ebenfalls in das Röhrchen gegeben. Diese wurden bei 2000 U/min und 4° C 5 min zentrifugiert (Heräus-Zentrifuge). Zur Messung einer eventuellen Zellschädigung wurde 1 ml Überstand jeder Platte in einem Mikroröhrchen (1,5 ml, Cat.-Nr. Z 21,763-8 von Aldrich) gesammelt (außer bei der Negativ - und Positivkontrolle) und zunächst bei - 20° C eingefroren. Der restliche Überstand wurde mittels Medap - Sauger vorsichtig entfernt und die Zellen zum Waschen in 1 ml PBS (1x) resuspendiert. Diese Suspension wurde in ein Mikroröhrchen umgefüllt und bei 1500 Umdrehungen und 4° C 5 min. in einer Eppendorf - Zentrifuge zentrifugiert. Der Überstand wurde wieder mittels Sauger entfernt. Die Zellen wurden in 300 µl denaturierendem Lämmli - Puffer (25 ml 0,5M Tris pH 6.8 (aus Trispuffer, 1 kg, Cat.-Nr. T1503 von Sigma), 10 ml 20 % SDS (aus Sodium Dodecyl Sulfate, 100g, Cat.-Nr. 80-1128-74 von Pharmacia), 10 ml Glycerol (1 L, Cat.-Nr. 4093 von Merck), 50µl 10 % Bromophenol Blue (100 ml, Cat.-Nr. Z 21,763-8 von Aldrich) resuspendiert und 10 min auf Eis zur Zelllyse stehengelassen.

Danach wurden die Proben für weitere Experimente bei einer Temperatur von - 20° C eingefroren.

3.3.2. Messung der Proteinkonzentration

Zur Bestimmung der Proteinkonzentration der Proben wurden eine Proteinstandardlösung (aus bovine Albumin, 25 g, Cat.-Nr. A-6003 von Sigma) mit einer Konzentration von 2 mg/ml, BCA Protein Assay Reagent A (1L, Cat.-Nr. 23223 von Pierce) und B (25 ml, Cat.-Nr. 23224 von Pierce) verwendet. Die Proteinstandardlösung wurde 1:1 mit Aqua B. Braun (Ecotainer, 1 L, Cat.-Nr. 102004 von Braun) verdünnt, um eine Anfangskonzentration von 1 mg/ml zu erhalten. Zur Erstellung einer Verdünnungsreihe wurden die Proben 2 : 1 mit Aqua dest. verdünnt, um folgende Proteinkonzentrationen zu erhalten: 1 und 2 : Leerwert (nur Aqua. dest.), 3 und 4 : Prot. - Konz.: 62,5 µg/ml, 5 und 6 : Prot. - Konz.: 125 µg/ml, 7 und 8 : Prot. - Konz.: 250 µg/ml, 9 und 10 : Prot. - Konz.: 500 µg/ml, 11 und 12 : Prot. - Konz.: 1000 µg/ml. Diese Verdünnungsreihe wurde zunächst in Mikroröhrchen angesetzt und dann jeweils 20 µl davon in die entsprechenden 12 wells der ersten Reihe einer Microtiterplatte (Micro-Platte, Cat.-Nr. 655180 von Greiner Labortechnik) pipettiert. Die zu messenden Proben wurden auf Eis aufgetaut und 2 min bei 1500 U/min und 4° C zentrifugiert (Eppendorf - Centrifuge), um einen Überstand ohne Zellreste zu gewinnen. Von diesem Überstand wurden 10 µl jeder Probe mit 30 µl Aqua dest. verdünnt (1 : 4), um die Proteinkonzentration der Proben in einen für die spätere photometrische Messung optimalen Bereich zu senken. Nach kurzem Vortexen (MS1, Minishaker von IKA) wurden dem Gemisch 20 µl Probe entnommen und in ein well der Microtiterplatte gefüllt, beginnend in der zweiten horizontalen Reihe. Die Reagenzien A und B wurden im Verhältnis 50 : 1 gemischt und zu der Verdünnungsreihe sowie jeder Probe 300 µl des Gemisches aus Reagenz A und B pipettiert. Die Microtiterplatte wurde 30 min bei

27

37° C zur Bildung der Farbkomplexe inkubiert. Die photometrische Messung wurde mit einem Filter von 550 nm durchgeführt (Photometer von Anthos ht II), wobei die Messung nach vorherigem einmaligen Schütteln der Microtiterplatte erfolgte. Die errechneten Proteinkonzentrationen der Proben mit der Einheit µg/µl wurden aufgrund der Verdünnung mit dem Faktor 4 multipliziert. Waren einige Proteinkonzentrationen größer als der durch die Standardkurve abgedeckte Bereich des Photometers, wurde die Messung mit einer stärkeren Verdünnung der jeweiligen Proben (z.B. 1:6) wiederholt. Lagen alle Proteinkonzentrationen in einem für das Photometer messbaren Bereich wurde 5 % Mercaptoethanol (100 ml, Cat.-Nr. M-6250 von Sigma) zu jeder Probe dazugegeben, um die Disulfidbrücken zu spalten.

3.3.3. Gelelektrophorese und Proteintransfer

In einem Gel Caster (Hoefer, SE 245 Mighty Small Dual Gel Caster complete, 80-6146-50, Amersham Pharmacia Biotech) wurde ein 10 %-iges SDS - Polyacrylamid -Gel (7,25 ml ddH$_2$O, 3,75 ml 1,5M Tris pH 8,8, 150 µl SDS 10 %, 3,75 ml Acrylamid 30 % & 0,8 % Bisacrylamid (Rotiphorese Gel 30, 3029, Roth), 75 µl APS 10 % (Ammoniumperoxydisulfate, A-6761, Sigma), 8 µl TEMED (N,N,N´,N´-Tetramethylethylenediamine, T-8133, Sigma)) etwa 2 cm unter die Oberkante der Glasplatte gegossen und mit Millipore - Wasser überschichtet, um eine gerade Geloberfläche zu erhalten. Mit einem 10 % Acrylamid-Gel lässt sich eine Proteingröße in der Spanne 10 - 70 kDa gut nachweisen, welche in diesem Experiment alle zu detektierenden Proteine bzw. deren Molekulargewichte umfasst. Nach 45 min war das Gel ausreichend polymerisiert, sodass das Millipore-Wasser abgegossen und die Reste mit Aqua dest. ausgewaschen werden konnten. Der Gel Caster wurde mit einem 4 %-igen SDS - Polyacrylamid - Gel (6,2 ml ddH$_2$O, 2,5 ml 0,5M Tris pH 6,8, 100 µl SDS 10 %, 1,3 ml Acrylamid 30 %, 50 µl APS 10 %, 5 µl TEMED) aufgefüllt und je ein Kamm mit 10 Zinken in das Gel gesteckt. Während einer weiteren ¼ Stunde, in der das Gel polymerisierte, wurden die Proben auf Eis aufgetaut und für die Elektrophorese vorbereitet. Die Proben und ein Marker (Rainbow^{TM}, RPN 756, Amersham Life Science) mit einer high molecular weight range (143000 - 220000) wurden in Mikroröhrchen jeweils so mit einem Loading-Buffer zum Laden und zur Anfärbung (aus 20 ml ddH$_2$O, 12,5 ml 0,5M Tris pH 6,8, 10 ml 10% SDS, 2,5 ml 2-Mercaptoethanol, 5 ml Glycerol, 50 µl Bromphenol Blue) gemischt, dass jede Probe die gleiche Menge Protein enthielt.

Dabei wurden je nach Proteinkonzentration in der Probe 30 - 100 μg Protein pro Probe (8 μl Marker) benutzt. Dieses Gemisch wurde in die Geltaschen gegeben, wobei die erste Tasche den Marker enthielt, dann die sieben Behandlungsgruppen (Kontrolle, Rapamycin 5 ng/ml und 25 ng/ml, Tacrolimus 5 ng/ml und 25 ng/ml, und Rapamycin / Tacrolimus 5 ng/ml und 25 ng/ml). Während der 1½ - stündigen Gelelektrophorese (in einem Mighty Small II von Pharmacia biotech) bei 100 V und 4 mA (Spannungsgerät von Pharmacia biotech) wurden die Proteine im Gel aufgetrennt (in einem Running - Buffer aus 6 g Tris, 28,8 g Glycin (Puffersubstanz für die Elektrophorese, 1 kg, Cat.-Nr. 1,04169 von Merck), 2 g SDS mit Aqua dest. auf 2 Liter aufgefüllt). In einer Transferkammer (TE 22 Mighty Small Transphor Tank Transfer Unit, Amersham Pharmacia Biotech), mit einem Transfer - Buffer aus 6,05 g Tris, 28,9 g Glycin, 400 ml Methanol (LiChrosolv, 2,5 L, Cat.-Nr. 1,06007 von Merck) mit Aqua dest. auf 2 Liter gefüllt, wurden die Proteine bei 100 V und 400 mA über eine ¾ Stunde auf eine Nitrozellulosemembran (Hybond ECL, Cat.-Nr. RPN 2020 D von Amersham Life Science) übertragen. Die proteinbeladenen Nitrozellulosemembranen wurden in einer Lösung aus Ca^{2+} - und Mg^{2+} - freiem PBS mit $^{1}/_{1000}$ Tween 20 (250 ml, Cat.-Nr. 27,434-8 von Aldrich) bei 4° C im Kühlschrank aufbewahrt.

3.3.4. Sichtbarmachung der Proteinbanden

Zur Sichtbarmachung der auf der Membran gebundenen Proteine wurde die Nitrozellulosemembran mit einem für das jeweils zu untersuchende Protein spezifischen Antikörper inkubiert. Dieser konnte sich an das entsprechende Protein anlagern und ein zweiter Antikörper, beladen mit einem photosensiblen Endstück, lagerte sich während einer weiteren Inkubation an den ersten Antikörper an. Das photosensible Endstück konnte nun mittels einer chemischen Reaktion aktiviert und auf einem Röntgenfilm dargestellt werden. Die so ermittelten Proteinbanden gaben Aufschluss über das Vorhandensein und die Konzentration verschiedener Proteine.

Während der Inkubation mit den Antikörpern wurden die Nitrozellulosemembranen in einer Lösung aus PBS mit 5 % Trockenmilch (Hipp) und $^{1}/_{1000}$ Tween® 20 auf dem Shaker (Promax 2020 von Heidolph) mit einer Geschwindigkeit von 125 / min bewegt. Zunächst wurden die Membranen gründlich gespült und die Bildung unspezifischer Bindungen an die Proteine auf der Membran verhindert. Ein Wechsel der Lösung erfolgte nach 15 min, nach 5 min und nach weiteren 5 min. Eine 1 % - ige Trockenmilchlösung in PBS wurde hergestellt und der primäre Antikörper gegen ein bestimmtes nachzuweisendes Protein auf der Membran in einer Verdünnung von 1 : 50 bis 1 : 500 je nach Antikörper hinzugegeben. Als primäre Antikörper wurden p53 (p53 Ab-3 [BP53-12], Mouse Mab, IgG$_{2a}$, Cat.-Nr. MS-159-P von NeoMarkers) in einer Verdünnung von 1 : 500, p21^{WAF1} (Ab-1, monoclonal Mouse IgG, Cat.-Nr. OP64-100 UG von Oncogene Research Products Calbiochem®) in einer Verdünnung von 1 : 300, bcl-2 (purified Mouse Anti-Human IgG$_1$, Cat.-Nr. 65111A von PharMingen) 1 : 500, p27^{Kip1} 1 : 100 und ß-Actin (monoclonal anti-ß-Actin, Mouse Ascites Fluid IgG$_1$, Cat.-Nr. A5441 von Sigma) 1 : 1000 verwendet. Die Antikörper in Lösung wurden nach Abgießen der 5 %-igen Milchlösung auf die Membranen gegeben und eine Stunde bei Raumtemperatur und 130 Shakes / min inkubiert. Die Membranen wurden wiederum in der 5 %-igen Trockenmilchlösung gespült, mit einem Wechsel der Lösung nach 15 min, 5 min und 5 min. Als sekundärer Antikörper wurde HRP - konjugierter Antikörper (ImmunoPure®, anti-goat, mouse IgG, (H+L), Cat.-Nr. 31430 von Pierce) benutzt, der in 2 ml Aqua dest. gelöst wurde und so eine Konzentration von 0,8 mg/ml enthielt. Dieser wurde in einer Verdünnung von 1 : 2.000 und bei p27^{Kip1} in der Verdünnung 1 : 1000 verwendet. Auch der sekundäre Antikörper wurde in eine 1 %-ige Trockenmilchlösung in PBS gegeben und mit den Membranen eine Stunde bei Raumtemperatur auf dem Shaker mit 130 / min inkubiert. Nach Entfernung des sekundären Antikörpers wurden die Membranen wiederum mit einer 5 %-igen Milchlösung dreimal jeweils eine Viertelstunde gespült, um eine unspezifische Bindung überschüssigen Antikörpers zu verhindern. Die Lagerung sowohl der primären als auch der sekundären Antikörper erfolgte im Kühlschrank bei 4° C.

Zur späteren Detektion auf einem Röntgenfilm wurden jeweils 3 ml beider Lösungen aus dem ECL - Kit (ECL^{TM} Western blotting analysis system, Cat.-Nr. RPN 2108 von Amersham Pharmacia Biotech) gemischt, die nach einer Minute im Dunkeln polymerisieren, und die Membranen nacheinander für jeweils eine Minute im Dunkeln zum Ablauf einer chemischen Reaktion in dieses Gemisch gelegt. Im alkalischen Milieu katalysiert die auf dem sekundären Antikörper gebundene horse radish Peroxidase die Oxidation von in den Lösungen enthaltenem Luminol. Dieses gelangt dadurch in einen angeregten Zustand und sendet Licht der Wellenlänge 428 nm aus.

Anschließend wurden die Membranen mit einem Papiertuch getrocknet und einzeln in Klarsichtfolie (Haft-Folie der Bartling-Werke) verpackt in eine Filmkassette gelegt. In der Dunkelkammer wurde ein für diese Lichtemission sensibler Film (Biomax ML 18x24 cm, Cat.-Nr. 819 4540 von Kodak) in die Kassette eingelegt und mit einer Belichtungszeit von 1 min begonnen. Nach Entwicklung dieses Films in einem Filmentwickler (45 compact, PROTEC, Processor-Technology) wurde die weitere Belichtungszeit, falls nötig, nach der Stärke des Signals auf dem Film variiert. Die Belichtungszeiten richteten sich zum einen nach der Menge des geladenen Proteins, zum anderen aber auch danach, welcher primäre Antikörper verwendet wurde. So variierten sie von wenigen Sekunden (z.B. für die Anfärbung durch ß-Actin) bis zu einer Dreiviertelstunde (z.B. bei Verwendung von p21^{WAF1} als primärem Antikörper).

Auf die Filme wurden die Markierungsbanden für die Proteingewichte von 220 kDa, 97,4 kDa, 66 kDa, 46kDa, 30kDa, 21,5 kDa und 14,3 kDa von der jeweiligen Membran übertragen. So konnte das Proteingewicht, das den Proteinbanden auf dem Film zugrunde liegt, in seiner Größenordnung eingeordnet und auf seine Richtigkeit überprüft werden.

3.4. FACS-Analyse

3.4.1. Aussaat der Zellen

Die Zellen der beiden Zelllinien wurden mittels einer Zählkammer nach Neubauer ausgezählt und in 10 cm - Platten (10 x 15 mm, Cat.-Nr. 3802 von Falcon) mit 1 x 10^6 (SK-Hep-1) bzw. 2 x 10^6 (Hep 3B) Zellen in 10 ml 10 % - igem Medium pro Platte ausgesetzt. Entsprechend der 6 Behandlungsgruppen, wie in 3.3.1. beschrieben, sowie der Kontrollgruppe wurden 7 Platten pro Zelllinie benötigt. Diese wurden nach der Aussaat 24 Stunden bei 37° C inkubiert. Nach den 24 Stunden wurde das Medium vorsichtig entfernt und verworfen. Die Platten wurden zufällig den Behandlungsgruppen zugeordnet. Die Zelllinien Heb 3B und SK-Hep-1 wurden wir folgt behandelt: Kontrollgruppe mit 0 %-igem MEM, Rapamycin 5 ng/ml, Rapamycin 25 ng/ml, Tacrolimus 5 ng/ml, Tacrolimus 25 ng/ml, Rapamycin und Tacrolimus je 5 ng/ml, Rapamycin und Tacrolimus je 25 ng/ml. Dabei wurde jeweils 0 %-iges MEM verwendet. Die Platten wurden für weitere 24 Stunden im Brutschrank inkubiert. Danach wurden Medium und Substanz abgesaugt und durch 10 %-iges Medium ersetzt. Vor der weiteren Verarbeitung der Zellen erfolgte eine neuerliche Inkubationsperiode von 24 bzw. 48 Stunden.

3.4.2. Präparieren der Zellen

Zunächst wurden die Zellen mit PBS gewaschen und dann erfolgte die Ernte enzymatisch mit 0,25 % Trypsin. Nach Ablösung der Zellen wurden sie wiederum zweimal mit PBS gewaschen. Dann erfolgte die Fixierung der Zellen für 60 min in 70 %-igem Ethanol bei 4° C. Nach einem Waschvorgang mit PBS wurden die Zellen in 0,5 ml PBS, das 1 mg/ml RNAse (Typ 1-A von Sigma, zuvor bis 100° C erhitzt, um DNAse zu inaktivieren) enthielt, resuspendiert und 15 min bei Raumtemperatur inkubiert. Dann wurde eine PBS-Lösung mit 0,5 ml von dem DNA - spezifischen Fluorochrom Propidiumjodid hinzugegeben und die Zellen 15 min bei Raumtemperatur im Dunkeln inkubiert. Anschließend wurden die Zellen einmal mit PBS gewaschen und bis zur Messung in Dunkelheit aufbewahrt.

Propidiumjodid gehört zu der Klasse der interkalierenden Fluorochrome, die sich periodisch zwischen die Basenpaare der DNA einfügen. Da sie sich auch in doppelsträngige RNA einlagern, ist eine vorherige Behandlung mit RNAse notwendig.

3.4.3. Zellzyklusanalyse

Gesunde somatische Zellen machen einen Zellzyklus bestehend aus G_1 -, S -, G_2 - und Mitose - Phase durch. Nach der Mitose folgt die G_1 - Phase, eine Wachstumsphase ohne Synthese von Chromatidenmaterial. Diese erfolgt in der Synthesephase, der S - Phase, in der die komplementäre DNA erstellt wird. Daran schließt sich eine Ruhephase ohne weitere Synthese an, die G_2 - Phase. Zur weiteren Replikation erfolgt wiederum eine Mitose. Ein Zellzyklus dauert in Säugerzellen etwa 22 Stunden. Die Zellen können sich auch direkt aus der G_1 - Phase in die G_0 - Phase, der Ruhephase, als Dauergewebszelle weiterdifferenzieren. Unter bestimmten Umständen können sie erneut proliferieren.

Da die Zellen nicht alle synchron diesen Zellzyklus durchlaufen, werden sie bei der Zellzyklusanalyse in unterschiedlichen Phasen angetroffen. Die meisten Zellen lassen sich in der G_1 - Phase finden, da diese zeitlich am längsten dauert, gefolgt von der etwas kürzeren S - Phase. Es lassen sich weniger Zellen in der wesentlich kürzeren

G_2- Phase bestimmen und nur einige vereinzelte Zellen in der von allen am kürzesten Mitose - Phase.

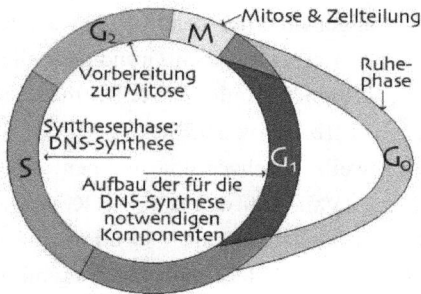

Abb. 2: Zellzyklus
(Abbildung: http://user.meduni-graz.at/helmut.hinghofer-szalkay, 2012)

Zur Bestimmung des DNA - Gehaltes der Zellen wurde eine Zytometrie - Analyse am zweiten und dritten Tag nach der Behandlung (FACS) durchgeführt.

Es wurden pro Zelllinie 10000 Zellen in einem Calibur flow cytometer von Becton - Dickinson (ausgestattet mit einem einzelnen 488 nm Argon - Ionenlaser und an einen Macintosh Quadra 650 Computer angeschlossen) analysiert (Weber A, 2000). Die grüne Fluoreszenz (FITC) wurde durch einen 530 / 30 nm - band - pass - Filter, die rote Fluoreszenz (Propidiumjodid) durch einen 582 / 42 nm - band - pass - Filter gesammelt.

In den Zellzyklusanalysen wurde der DNA - Gehalt jeder einzelnen Zelle bestimmt und in den Graphiken entlang der Abszisse aufgetragen. Mit M1 sind die Zellen bezeichnet, die nur wenig DNA enthalten, welches mit einer DNA-Fragmentation korreliert. Dieses ist ein charakteristisches Zeichen der Apoptose. Unter M2 sind die Zellen mit einem haploiden Chromosomensatz in der G_1 - und beginnenden S-Phase zusammengefaßt. Bei gesunden Zellen befinden sich die meisten in diesem Zyklusabschnitt. Die übrigen in den Graphiken repräsentierten Zellen weisen einen hohen DNA - Gehalt auf, sie haben die Synthesephase bereits durchlaufen und haben einen diploiden Chromosomensatz.

3.5. Statistik

Statistische Untersuchungen der Proliferationsanalysen erfolgten mittels des H - Tests von Kruskal und Wallis (1952), der eine Verallgemeinerung des U - Tests darstellt. Er prüft die Nullhypothese, bei der die Stichproben einer gleichen Grundgesamtheit entstammen. Ähnlich dem U - Test hat auch er, verglichen mit der bei Normalverteilung optimalen Varianzanalyse, eine asymptotische Effizienz von 95 %.

Getestet wurde jede Zelllinie für sich mit jeweils 7 Behandlungsgruppen (Kontrolle, Rapamycin 0,1 ng/ml, 1 ng/ml, 5 ng/ml, 25 ng/ml, 100 ng/ml sowie Kontrolle, Rapamycin 5 ng/ml, Rapamycin 25 ng/ml, Tacrolimus 5 ng/ml, Tacrolimus 25 ng/ml, Rapamycin und Tacrolimus 5 ng/ml und Rapamycin und Tacrolimus 25 ng/ml bei den Zelllinien SK-Hep-1, Hep 3B und PLC/PRF/5), für die je drei Werte getestet wurden.

Bei allen Zelllinien wurde eine Signifikanz zwischen mindestens zwei der Behandlungsgruppen festgestellt.

Der auf dem sogenannten Wilcoxon - Test für unabhängige Stichproben basierende Rangtest von Mann und Whitney (1947) wurde für eine weitere Testung zur Eingrenzung der Signifikanz benutzt. Auch hier beträgt die asymptotische Effizienz 95 %. Die Vorraussetzungen für den Test wurden erfüllt (stetige Verteilungsfunktion und zwei unabhängige Zufallsstichproben von Messwerten aus Grundgesamtheiten mit ähnlicher oder gleicher Verteilungsform).

Getestet wurden die 8 Behandlungsgruppen jeder Zelllinie untereinander, um zu differenzieren zwischen welchen Behandlungen eine Signifikanz besteht.

Für eine bestehende Signifikanz gaben wir eine Irrtumswahrscheinlichkeit α von 0,05 für die exakte (einseitige) Signifikanz vor.

Signifikanz wurde mit dem Kruskal - Wallis - Test zweifelsfrei nachgewiesen.

4. Ergebnisse

4.1. Wachstumshemmung nach Behandlung mit Rapamycin

Zunächst wurde untersucht, ob Rapamycin eine wachstumshemmende Wirkung auf die drei humanen Lebertumor - Zelllinien hat (s. 3.1.). Die Zellen wurden mit Kontrollmedium sowie verschiedenen Konzentrationen von Rapamycin, Tacrolimus und absolutem Alkohol behandelt und ihre aktive Proliferation über einen Zeitraum von 5 Tagen beobachtet.

Bei allen Zellen zeigten die Kontrollgruppen sowie die Gruppen, die mit absolutem Alkohol behandelt wurden, ein exponentielles Wachstum während des Beobachtungszeitraums von 5 Tagen. Bei den mit Rapamycin behandelten Gruppen zeigte sich jedoch ein deutlich langsameres Wachstum mit einer Wachstumshemmung von bis zu 73 %. Die Gruppen, die mit Tacrolimus behandelt wurden, wiesen eine Wachstumssteigerung bis zu 140 % gegenüber der Kontrollgruppe auf. In Kombinationsbehandlung mit Rapamycin und Tacrolimus konnte eine Reduktion des Wachstums beobachtet werden, die der der alleinigen Behandlung mit Rapamycin beinahe gleichkam.

SK-Hep-1

Bei der Zelllinie SK-Hep-1 zeigte sich bei der Behandlung der Zellen mit Kontrollmedium und 0,8 μl absolutem Alkohol im Verlauf eine exponentielle Wachstumszunahme (Abb.3). Im Vergleich zu anderen Zelllinien hatten SK-Hep-1 - Zellen die höchste Wachstumsrate mit einem Anstieg auf das 41 - fache der Ausgangssituation an Tag 0. Nach Behandlung der Zellen mit Rapamycin reduzierte sich im Beobachtungszeitraum die Zellzahl auf bis zu 27% der mit Kontrollmedium behandelten Zellen ($p = 0,004$). Dieser Effekt zeigte sich abhängig von Konzentration sowie Behandlungsdauer. Bereits am dritten Behandlungstag zeigte sich bei einer Rapamycin - Konzentration von 25 ng/ml eine deutliche Wachstumshemmung von beinahe 50 % gegenüber der Kontrollgruppe ($p = 0,05$). Am 5. Tag sank die Proliferation bei 0,1 ng/ml um circa

25 % (p = 0,05) und bei 100 ng/ml um bis zu 75 % (p = 0,275) verglichen mit der Kontrollgruppe.

SK Hep1-Rapa-Wachstumskurve III

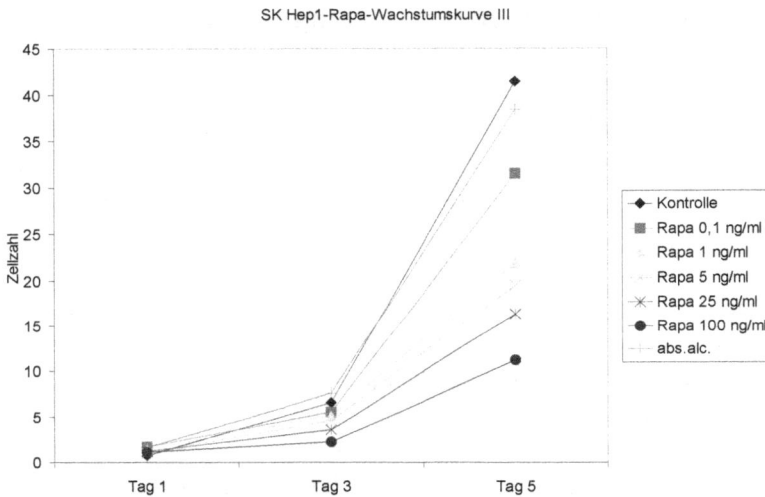

Abb.3: Proliferationsanalyse der Zelllinie SK-Hep-1 bei Behandlung mit Rapamycin

Im Gegensatz dazu führte eine äquivalente Behandlung mit Tacrolimus - Konzentrationen von 5 ng/ml, 25 ng/ml und 1000 ng/ml zu einer Wachstumssteigerung auf bis zu 140 % am fünften Tag im Vergleich zum Wachstum der Kontrollgruppe (p = 0,01). Die Behandlung der Zellen mit extrem hohen Konzentrationen von Tacrolimus (1000 ng/ml) zeigte keine nennenswerte Wachstumsteigerung gegenüber den Konzentrationen von 5 und 25 ng/ml. Tacrolimus steigert demnach das Wachstum bereits in niedrigen Konzentrationen deutlich und wirkt dabei konzentrationsunabhängig (Abb. 4).

Die Kombinationsbehandlung von 5 ng/ml Rapamycin und 5 ng/ml Tacrolimus sowie von 25 ng/ml Rapamycin und 25 ng/ml Tacrolimus führten zu einer Wachstumsinhibition, die der von Rapamycin alleine vergleichbar ist. Im Vergleich zur Kontrollgruppe nahm das Wachstum unter Kombinationsbehandlung um bis zu 17 % ab (p = 0,127). Im selben Ansatz war es bei der Behandlung mit 5 ng/ml und 25 ng/ml Rapamycin zu einer Wachstumshemmung um 30 % und 25 % gekommen (p = 0,05).

SK Hep1-Rapa-FK-Wachstumskurve

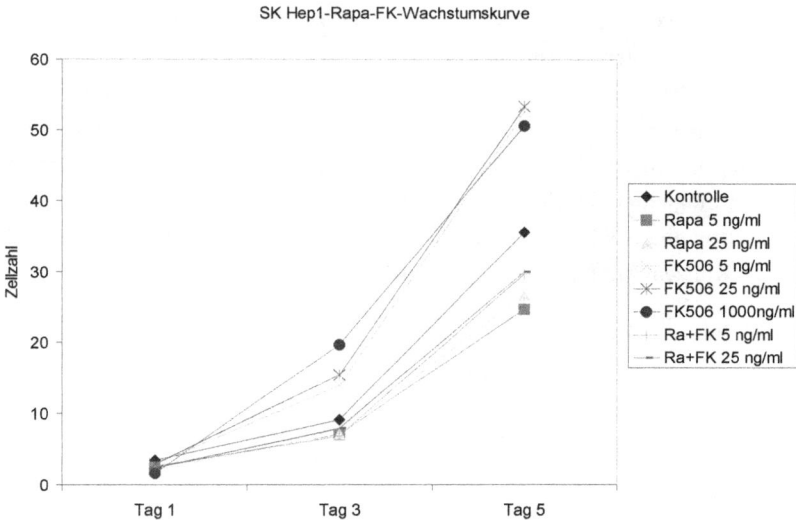

Abb.4: Proliferationsanalyse der Zelllinie SK-Hep-1 bei Behandlung mit Rapamycin und / oder FK506

Hep 3B

Bei der Zelllinie Hep 3B kam es bei der Kontrollgruppe zu einem beinahe neunfachen Wachstum am fünften Tag gegenüber der Ausgangskonzentration von 2×10^4 Zellen pro well (Abb.5). Konzentrationsabhängig wurde das Wachstum bei 100 ng/ml auf bis zu 21 % der Zellzahl der Kontrollgruppe reduziert. Deutliche Wachstumsreduktion fand sich bereits in den geringeren Rapamycin - Dosierungen von 5 und 25 ng/ml (38 % und 34 % Proliferation gegenüber den unbehandelten Zellen) (p = 0,046).

Absoluter Alkohol reduzierte das Wachstum auf knapp 80 % gegenüber der Kontrollgruppe (p = 0,05).

Bei der Zelllinie Hep 3B zeigten sich in der Kontrollgruppe und der mit absolutem Alkohol behandelten Gruppe ebenfalls ein exponentieller Anstieg der Wachstumsrate während des Beobachtungszeitraums (Abb.5). Es zeigte sich eine konzentrationsabhängige, deutliche Wachstumsinhibition die bereits am dritten Tag zu erkennen war. Schon bei den niedrigsten Rapamycin - Konzentrationen von 0,1 ng/ml und 1 ng/ml lag diese bei 12 % und 24 %. Am fünften Tag nahm diese zu auf 37 % bei 1 ng/ml (p = 0,05) und lag bei beinahe 80 % bei 100 ng/ml. Ab einer Dosis von 5 ng/ml Rapamycin ließen sich deutliche Wachstumshemmungen mit flachem Proliferationsanstieg und einer Stagnation der Zellzahl erkennen.

Der wachstumshemmende Effekt von Rapamycin war auch bei dieser Zelllinie deutlich abhängig von Konzentration und Behandlungsdauer.

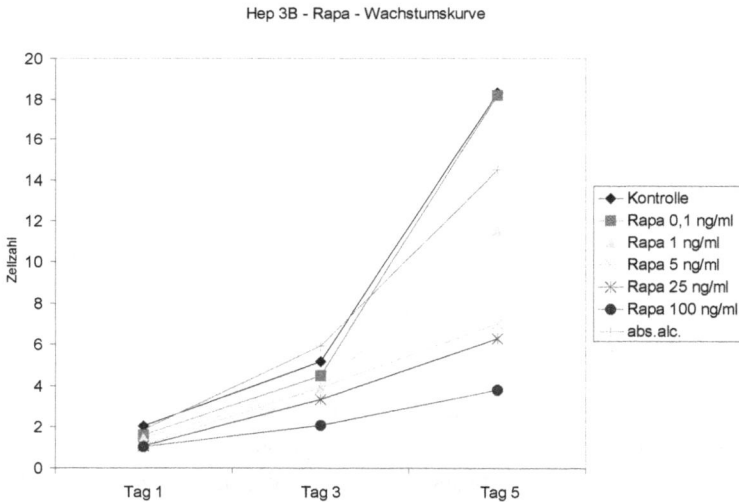

Abb.5: Proliferationsanalyse der Zelllinie Hep 3B bei Behandlung mit Rapamycin

Bei der alleinigen Behandlung mit Tacrolimus kam es in den Behandlungsgruppen im Vergleich mit der Kontrollgruppe zur deutlichen Wachstumsteigerung auf 128 %, 141 % und 132 % bei Konzentrationen von 5 ng/ml, 100 ng/ml und 1000 ng/ml (p = 0,05) (Abb.6). Unter Behandlung mit Tacrolimus kam es demnach zu einer nahezu konzentrationsunabhängigen Wachstumssteigerung. Durch eine verlängerte Exposition wurde dieser Effekt verstärkt.

Die Kombination von Tacrolimus mit Rapamycin in Dosierungen von jeweils 5 ng/ml und 25 ng/ml bewirkte eine Verminderung des Wachstums, die der bei alleiniger Behandlung mit Rapamycin vergleichbar war. Am fünften Tag lag diese bei 76 % (p = 0,127) und 61 % (p = 0,05) der Zellzahl der Kontrollgruppe.

Hep 3B - Rapa - FK506 - Wachstumskurve

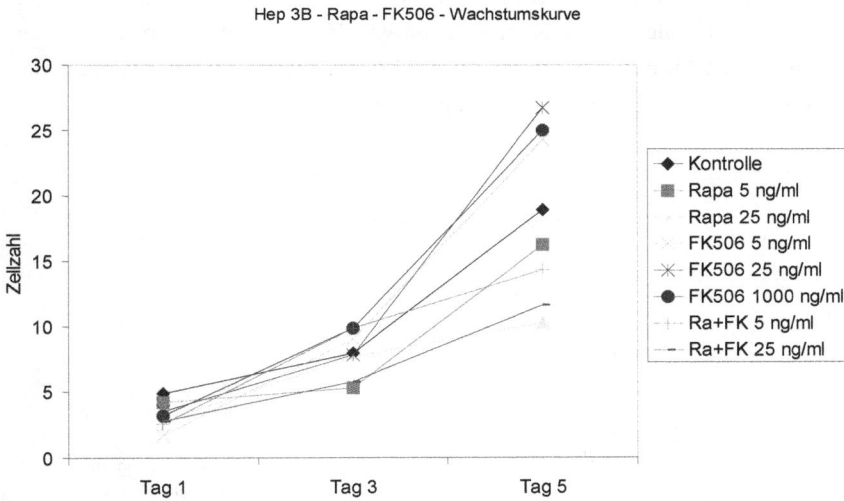

Abb.6: Proliferationsanalyse der Zelllinie Hep 3B bei Behandlung mit Rapamycin und / oder FK506

PLC/PRF/5

Die Zelllinie PLC/PRF/5 zeigte unter Behandlung mit dem Kontrollmedium sowie mit absolutem Alkohol am fünften Tag einen exponentiellen Wachstumsanstieg um das dreifache ihres Ausgangswertes von 2×10^4 Zellen pro well (Abb. 7). Im Vergleich mit den anderen Zelllinien zeigt PLC/PRF/5 damit das langsamste Wachstum. Auch bei dieser Zelllinie konnte in Abhängigkeit von Konzentration und Expositonsdauer eine Wachstumshemmung um bis zu 72 % beobachtet werden ($p = 0,046$).

Die beiden mit den niedrigsten Dosierungen behandelten Gruppen zeigten am dritten Tag eine der Vergleichsgruppe ähnliche Wachstumsrate ($p = 0,513$); insgesamt unterschied sich die Wachstumshemmung zwischen den einzelnen Gruppen weniger deutlich als bei den anderen beiden Zelllinien: sie lag bei den Gruppen 2 - 5 zwischen 38 % und 48 % ($p = 0,046$); die höchste Konzentration von 100 ng/ml hatte einen stärkeren Effekt mit einer Reduktion des Wachstums auf 27 % der Kontrollgruppen. Dabei kam es zu einem fast linearen Verlauf der Wachstumskurve.

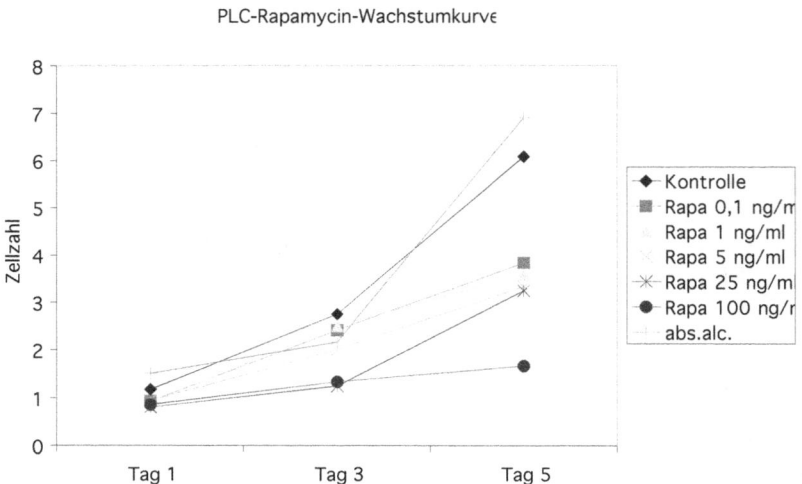

Abb.7: Proliferationsanalyse der Zelllinie PLC/PRF/5 bei Behandlung mit Rapamycin

Unter der Behandlung mit Tacrolimus betrug das Wachstum am dritten und am fünften Tag konzentrationsunabhängig etwa 100 % der Kontrollgruppe (p = 1,0 vs. p = 0,827) (Abb. 8). Eine Wachstumssteigerung unter Tacrolimus konnte somit nicht beobachtet werden. Sowohl die Konzentration wie auch die Behandlungsdauer schienen bei der Zelllinie PLC/PRF/5 einen geringeren Einfluss zu haben als bei den beiden anderen Zellllinien (s.o.).

Dagegen führte die Kombinationsbehandlung auch hier zu verminderter Proliferation, die der bei alleiniger Rapamycinbehandlung vergleichbar war: bis zu 50 % bei jeweils 25 ng/ml.

Aufgrund des abweichenden Verhaltens der Zelllinie PLC/PRF/5 wurden die Western Blot - und FACS - Analysen nur mit SK-Hep-1 - und Hep 3B - Zellen durchgeführt.

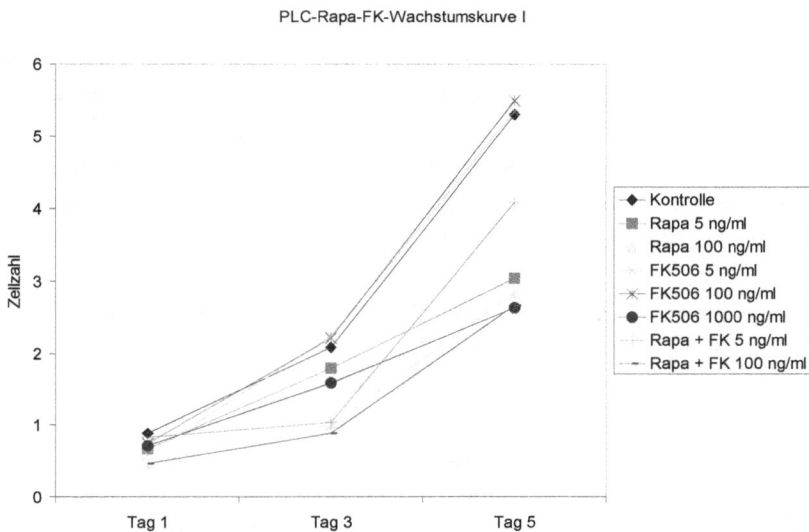

PLC-Rapa-FK-Wachstumskurve I

Legende:
- Kontrolle
- Rapa 5 ng/ml
- Rapa 100 ng/ml
- FK506 5 ng/ml
- FK506 100 ng/ml
- FK506 1000 ng/ml
- Rapa + FK 5 ng/ml
- Rapa + FK 100 ng/ml

Abb.8: Proliferationsanalyse der Zelllinie PLC/PRF/5 bei Behandlung mit Rapamycin und/oder FK506

4.2. Behandlung mit Adriamycin

Zunächst sollte der Einfluss von Adriamycin auf die Zelllinien SK-Hep-1 und Hep 3B untersucht werden. Daher wurden die Zellen mit Kontrollmedium sowie verschiedenen Konzentrationen von Rapamycin, Adriamycin und Kombinationen von beiden behandelt (Kontrolle, Rapamycin 5 ng/ml, Rapamxcin 25 ng/ml, Adriamycin 0,05 µg/ml, Adriamycin 0,005 µg/ml, Rapamycin 5 ng/ml und Adriamycin 0,05 µg/ml, Rapamycin 25 ng/ml und Adriamycin 0,005 µg/ml) und ihre aktive Proliferation über einen Zeitraum von fünf Tagen beobachtet.

In den Konzentrationen von 0,5 µg/ml und 5 µg/ml Adriamycin, die wir der Literatur für die Behandlung von Zellen der Zelllinie Hep G2 entnommen hatten (Castaneda F, 1999), zeigten sich die SK-Hep-1 - Zellen am ersten Tag kaum noch und am dritten und fünften Tag gar nicht mehr adhärent. Wir verdünnten weiter bis auf Konzentrationen von 0,05 µg/ml und 0,005 µg/ml und untersuchten das Wachstumsverhalten der Zelllinie SK-Hep-1. Bei der Behandlung mit Rapamycin alleine zeigte sich die bereits oben (4.1.) beschriebene Wachstumshemmung um über 30 % gegenüber der Kontrollgruppe. Bei der Behandlung mit Adriamycin konnte bei beiden Konzentrationen keine signifikante Veränderung des Wachstums festgestellt werden ($p = 0,827$). Die Gruppen, die mit den Kombinationen aus Rapamycin und Adriamycin inkubiert worden waren, zeigten ein Wachstumsverhalten, das dem bei alleiniger Rapamycinbehandlung vergleichbar war.

Bei der Behandlung mit Kontrollmedium und 0,05 µg/ml und 0,005 µg/ml Adriamycin zeigte sich im Verlauf eine exponentielle Wachstumszunahme. Die Wachstumrate in der Kontrollgruppe war, wie bereits oben beschrieben, mit einem Anstieg auf das 48-fache der Ausgangssituation hoch. Nach Behandlung der Zellen mit Rapamycin alleine konnten am fünften Behandlungstag deutlich reduzierte Zellzahlen gemessen werden: Bei 5 ng/ml Rapamycin betrug das Wachstum 69 % im Vergleich zur Kontrollgruppe ($p = 0,83$), bei 25 ng/ml nur noch 65 %. Die Wachstumsraten nach der Inkubation mit Adriamycin betrug bei 0,05 µg/ml 97 % ($p = 0,827$) und bei 0,005 µg/ml 94 % der Kontrollgruppe und unterschieden sich damit nicht signifikant von den unbehandelten Zellen. In der Kombinationsbehandlung zeigten sich Ergebnisse, die denen der alleinigen Therapie mit Rapamycin vergleichbar waren: 68 % bei der Kombination 5 ng/ml Rapamycin / 0,05 µg/ml Adriamycin (p = 0,05) und 74 % bei 25 ng/ml Rapamycin / 0,005 µg/ml Adriamycin (p = 0,05).

Da Adriamycin keinen deutlich wachstumssteigernden Effekt auf die von uns untersuchten Zelllinien hat, haben wir uns entschieden, die im folgenden beschriebenen FACS - Analysen ohne vorherige Behandlung mit Adriamycin durchzuführen.

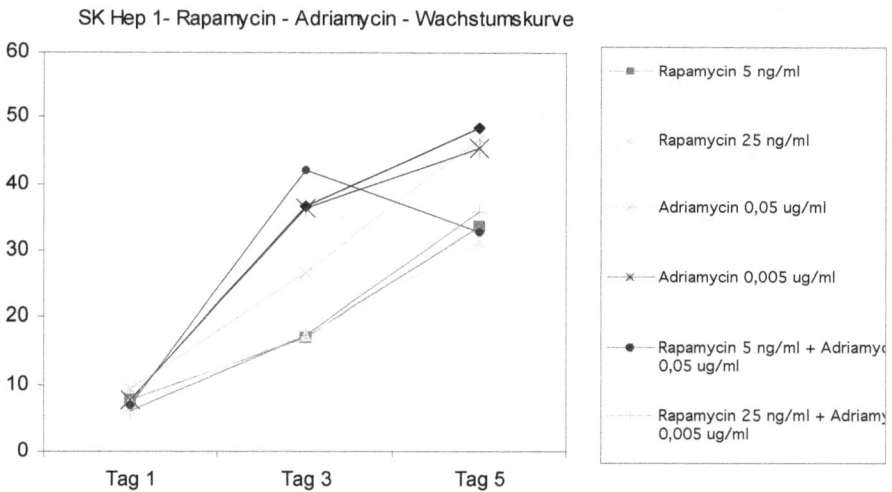

Abb.9: Proliferationsanalysen SK-Hep-1 nach Behandlung mit Rapamycin und Adriamycin

4.3. Zellzyklusanalysen

Um den Mechanimus der Wachstumshemmung nach Behandlung mit Rapamycin weiter zu untersuchen, führten wir Analysen im Durchflusszytometer durch (s. 3.4.). Diese sollten die relative Anzahl der Zellen in den einzelnen Zellzyklusphasen in den unterschiedlichen Behandlungsgruppen aufzeigen. Die Zellzyklusanalyse wurde am 2. und 3. Tag nach Behandlung durchgeführt. Abbildungen 10 und 11 sowie Tabelle 1 zeigen die Veränderungen im Zellzyklus nach Behandlung der Zellen mit Rapamycin und Tacrolimus jeweils alleine oder mit beiden Substanzen in Kombination.

Bei den Hep 3B Zellen fanden wir eine Zunahme der Zellen in der sub - G_1 - Phase nach Behandlung mit Rapamycin im Vergleich zu den nicht behandelten Kontrollzellen von 3 auf 18 %. Dies entspricht den Zellen mit geringem DNA - Gehalt und spricht für Apoptose. Nach Behandlung mit Tacrolimus oder einer Kombination beider Medikamente traten keine Veränderungen im Zellzyklus auf.

Im Gegensatz zu den Hep 3B Zellen fanden wir mehr Veränderungen der Zellzahlen in der G_1 - Phase bei den SK-Hep-1 - Zellen mit einem Anstieg der Zellzahl von 59 auf 73 % nach Behandlung mit Rapamycin. Die Kombination aus Rapamycin und Tacrolimus in einer Dosis von 25 ng/ml führte ebenfalls zu einem G_1 - Arrest mit einer Zunahme der Zellen von 59 auf 72 %. Behandelung mit Tacrolimus a führte nicht zu bemerkenswerten Zellzyklusveränderungen. Wir konnten keine Induktion von Apoptose nach Behandlung mit Rapamycin oder in Kombination mit Tacrolims bei SK-Hep-1 Zellen beobachten.

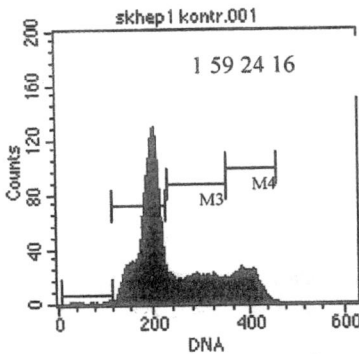

Abb.10a: Kontrolle   Abb.10b: mit 25 ng/ml Rapamycin

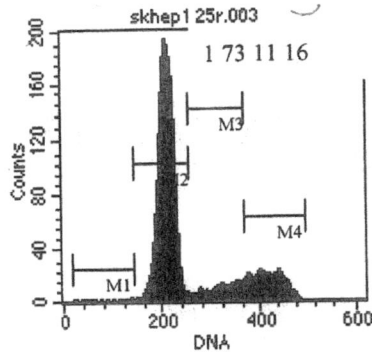

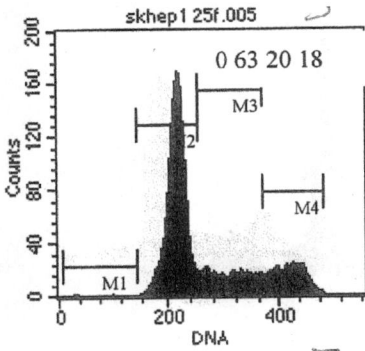

Abb.10c: 25 ng/ml Tacrolimus

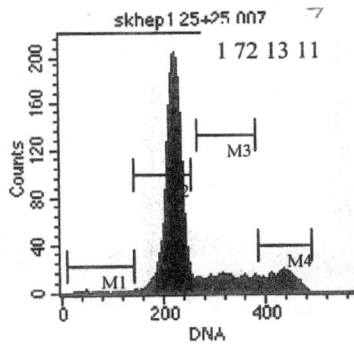

Abb.10d: Rapamycin + Tacrolimus

Abb. 10a-d: Zellzyklusanalyse in verschiedenen Behandlungsgruppen der SK-Hep-1 - Zellen zwei Tage nach der Behandlung. Auf der Abszisse wurde die Zellzahl, auf der Ordinate der DNA - Gehalt der Zellen aufgetragen. Mit M_1 wurden die Zellen mit einem geringen DNA - Gehalt (apoptotische Zellen), mit M_2 die Zellen mit einem haploiden Chromosomensatz (Zellen in der G_1 - und beginnenden S - Phase) bezeichnet. Bei den mit M_3 bezeichneten Zellen handelt es sich um die in der S - Phase befindlichen Zellen, d.h. Zellen mit erhöhter DNA - Synthese.

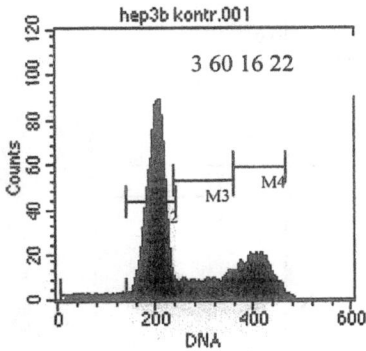

Abb.11a: ohne Behandlung

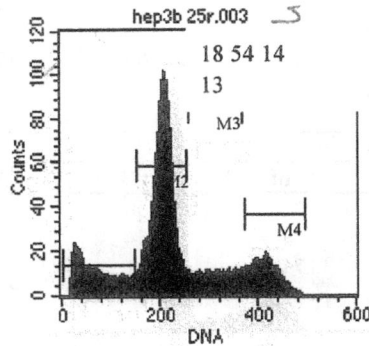

Abb.11b: mit 25 ng/ml Rapamycin

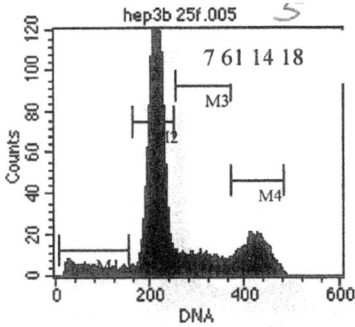

Abb.11c: 25 ng/ml Tacrolimus   Abb.11d: Rapamycin und Tacrolimus

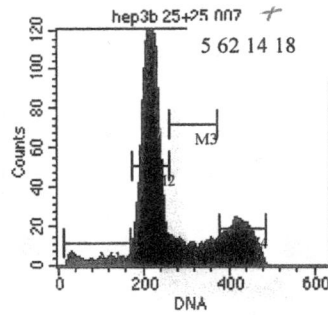

Abb. 11a-d: Zellzyklusanalyse in verschiedenen Behandlungsgruppen der Hep 3B - Zellen zwei Tage nach der Behandlung. Auf der Abszisse wurde die Zellzahl, auf der Ordinate der DNA - Gehalt der Zellen aufgetragen. Mit M_1 wurden die Zellen mit einem geringen DNA - Gehalt (apoptotische Zellen), mit M_2 die Zellen mit einem haploiden Chromosomensatz (Zellen in der G_1 - und beginnenden S - Phase) bezeichnet. Bei den mit M_3 bezeichneten Zellen handelt es sich um die in der S - Phase befindlichen Zellen, d.h. Zellen mit erhöhter DNA - Synthese.

SK-Hep-1

Zellzyklus	Sub-G1	G1	S	G2/M
Kontrolle	1	59	24	16
Rapamycin	1	73	11	16
FK506	0	63	20	18
Rapamycin +	1	72	13	11
FK506				
Hep 3B				
Zellzyklus	Sub-G1	G1	S	G2/M
Kontrolle	3	60	16	22
Rapamycin	18	54	14	13
FK506	7	61	14	18
Rapamycin +	5	62	14	18
FK506				

Tab. 1: Relative Zellzahlen in den einzelnen Zellzyklusphasen nach Behandlung der Zellen mit Rapamycin, Tacrolimus oder mit der Kombination aus beiden Substanzen.

4.4. Molekulare Veränderungen nach der Behandlung mit Rapamycin und Tacrolimus

Mittels Western Blot Analysen wurden bei den Zelllinien SK-Hep-1 und Hep 3B verschiedene Zellzyklus - regulierende Proteine untersucht. Dabei zeigten sich deutliche Unterschiede bei den mit Rapamycin und Tacrolimus behandelten Zellen gegenüber der Kontrollgruppe.

Bei Zellen der Linie SK-Hep-1 konnte in keiner der sechs Behandlungsgruppen von verschiedenen Konzentrationen Rapamycin und Tacrolimus alleine und in Kombination eine veränderte Expression des Tumorsuppressorgens p53 nachgewiesen werden. Diese zentrale Funktion bei der Regulation von Zellzyklus und Apoptose scheint durch die beiden Chemotherapeutika unbeeinflusst zu bleiben.

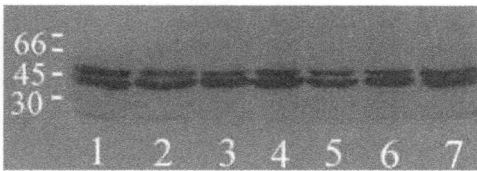

Abb.12: SK-Hep-1: ß – actin, p 53**

Der p53 - abhängige Effektor p21^{WAF1}, der ein starker Inhibitor beim Übergang der Zellen von der G_1 - in die G_2 - Phase ist, zeigte jedoch bei den Zellen, die mit Tacrolimus in verschiedenen Konzentrationen behandelt worden waren, eine verminderte Expression gegenüber der Kontrollgruppe. Nach der Inkubation mit Rapamycin alleine konnte eine unveränderte bis leicht hochregulierte Expression gegenüber den nicht behandelten Zellen beobachtet werden. In der Kombinationsbehandlung von Rapamycin 25 ng/ml und Tacrolimus 25 ng/ml blieb die Expression von p21^{WAF1} im Vergleich mit der Kontrollgruppe gleich.

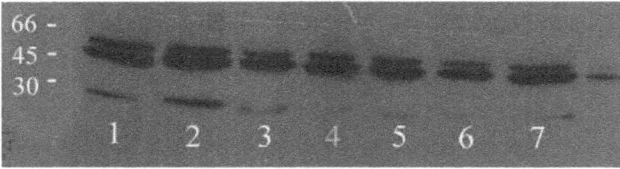

Abb.13: SK-Hep-1, : ß – actin, p 53,   p21^{WAF} **

Auch der Apoptoseinhibitor bcl-2 zeigte nach der Behandlung gemäß dem oben beschriebenen Schema in allen Gruppen der Zelllinie SK-Hep-1 eine unveränderte Expression.

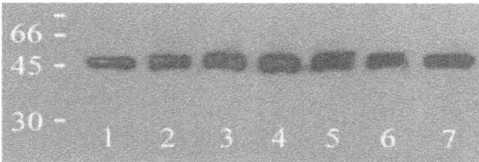

Abb.14: SK-Hep-1: bcl-2**

Die Expression des zur selben Familie gehörenden apoptoseinduzierenden Gens bax blieb durch die von uns gewählten Behandlungsformen unbeeinflusst und wurde in allen Gruppen unverändert exprimiert.

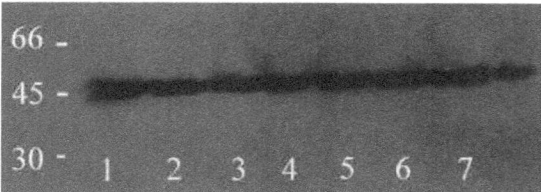

Abb.15: SK-Hep-1: bax**

Das p27^{KIP1} Protein, ein negativer Regulator der G$_1$ - Progression, wies in den Gruppen, die die Kombinationsbehandlung aus Rapamycin und Tacrolimus erfahren hatten, geringere Expression auf als in der Kontrollgruppe. Unter alleiniger Rapamycinbehandlung war die Expression dieses Tumorsuppressorgens unverändert gegenüber der Kontrollgruppe. Nach Behandlung mit Tacrolimus scheint die Expression von p27^{KIP1} erhöht.

Die Zelllinie Hep 3B exprimiert aufgrund einer Deletion kein p53 - Protein.

Auch die Proteinprodukte von p21^{WAF1}, dem direkten Effektors von p53, und des Apoptoseinhibitors bcl-2 konnten bei den Hep 3B - Zellen nicht nachgewiesen werden.

In allen Behandlungsgruppen war die Expression des Apoptoseinduktors bax der der Kontrollgruppe ähnlich, es konnten keine deutlichen Unterschiede nachgewiesen werden.

Das p27^{KIP1} - Protein, das über zwischengeschaltete Mediatoren zum G$_1$ - Arrest führen kann, zeigte keine veränderte Expression in den Gruppen, die mit Rapamycin alleine behandelt worden waren. Nach alleiniger Tacrolimus - Behandlung zeichnete sich eine leichte Hochregulation ab. Deutlich verminderte Expression zeigte sich in den Gruppen, die die Kombinationsbehandlung aus beiden Medikamenten erfahren hatten. Somit zeigt sich hier dasselbe Verhalten wie bei den Zellen der SK-Hep-1 - Linie.

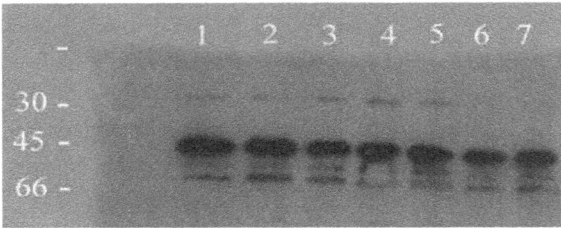

Abb.16: Hep 3B: p27**
** Gruppeneinteilung bei allen abgebildeten FACS - analysen:
1 Kontrolle
2 Rapamycin 5 ng/ml
3 Rapamycin 25 ng/ml
4 Tacrolimus 5 ng/ml
5 Tacrolimus 25 ng/ml
6 Rapamycin 5 ng/ml + Tacrolimus 5 ng/ml
7 Rapamycin 25 ng/ml + Tacrolimus 25 ng/ml

5. Diskussion

In den Experimenten haben wir gezeigt, dass es sich bei Rapamycin um einen starken Inhibitor der Zellproliferation von humanen HCC - Zellen in vitro handelt. Die Stärke der Wachstumshemmung hängt dabei bis zu einem bestimmten Grad von der applizierten Dosis von Rapamycin ab, es zeigte sich jedoch schon bei niedrigen Dosen eine deutliche Reduktion des Zellwachstums der Karzinomzellen. Die in vitro verwendete Konzentration von 5 ng/ml Rapamycin führte bereits zu einer Wachstumshemmung um 50 %. Diese geringe Konzentration entspricht in etwa einer täglichen Dosis von 5 mg Rapamycin bei der Anwendung am Patienten.

Bisherige Studien über die Wirkung von Rapamycin auf verschiedene Krebs - und humane Zellarten zeigten in vivo und in vitro eine starke Hemmung der Zellproliferation verschiedener Zellen des menschlichen Körpers, des Immunsystems und maligner entarteter humaner Zellen (Hosoi H, 1999; Ogawa T, 1998; Price DJ, 1992; Luan FL, 2003; Muthukkumaar S, 1995). Neben seiner antiproliferativen Wirkung besitzt Rapamycin durch seinen wachstumshemmenden Effekt auf T - und B - Zellen auch immunsupprimierende Eigenschaften; dabei beeinflusst es das Wachstum von Lymphozyten, die durch HTLV-I oder EBV transformiert worden sind.

Es wurden unterschiedliche Mechanismen beobachtet, die schließlich zur Wachstumsinhibition der Zellen führten. Rapamycin besitzt die Fähigkeit, einen G_1 - Arrest bei stimulierten T - Lymphozyten auszulösen (Toyoshima H, 1994). Dieser Effekt wird zum einen über die Inhibition der Aktivierung der p70 S6 Kinase vermittelt, sodass die mRNA - Translation und somit die Proteinsynthese gedrosselt wird (Jefferies HBJ, 1993). Zum anderen hemmt Rapamycin über eine reduzierte Transkription von p27 den cdk2/cyclin E - Komplex, der die Progression von der G_1 - in die S - Phase des Zellzyklus reguliert. Bei Kolonkarzinomzellen konnte ein antiangiogenetischer Effekt nachgewiesen werden, der auf einer verminderten Synthese des vaskulären endothelialen Wachstumsfaktors VEGF beruhte (Guba M, 2002).

Rapamycin scheint damit über spezifische Fähigkeiten gegenüber schnell proliferierenden Zellen zu verfügen, die man sich in der Tumortherapie und der postoperativen Immunsuppression nach Organtransplantationen zunutze machen kann. Uns interessiert dabei v.a. die Möglichkeit einer kombinierten Nutzung dieser Effekte. Da nach der Lebertransplantation zur Therapie des HCCs in der transplantierten Leber besonders in den häufig vorliegenden fortgeschrittenen Tumorstadien in über 50 % der Fälle Rezidive auftreten, scheint die Kombination aus immunsuppressiven und antiproliferativen Eigenschaften Rapamycin zu einer geeigneten kurativen Behandlungsalternative zur üblichen immunsuppressiven Therapie zu machen.

Die in den Proliferationsanalysen gefundene starke Wachstumsinhibiton lässt auf Apoptose oder Zellzyklusarrest der Zellen schließen. In beiden Fällen würde eine Proliferationshemmung eintreten. Bei apoptotischen Zellen finden sich morphologische Veränderungen bereits im Frühstadium. Beim Zellzyklusarrest hingegen finden die Veränderungen auf rein molekularer Ebene statt. Morphologisch gleicht diese Zelle der proliferierenden Zelle. In einem späteren Stadium kann jedoch auch eine Zelle, die sich im Zellzyklusarrest befindet, apoptotisch werden, um bei unkorrigierbaren Schäden eine Weitergabe an die Tochtergeneration zu verhindern.

In Zellzyklusanalysen von SK-Hep-1 - Zellen fanden wir Hinweise darauf, dass die wachstumshemmende Wirkung von Rapamycin durch einen Arrest in der G_1 - Phase des Zellzyklus verursacht wird. Die Wachstumsanalysen der Zelllinie Hep 3B zeigten nach der Inkubation mit Rapamycin dagegen Apoptose.

Ein toxischer Effekt des absoluten Alkohols, der für den Proliferationsstop verantwortlich sein könnte, konnte weitestgehend ausgeschlossen werden, da die Zellen unter einer derartigen Behandlung ein der Kontrollgruppe ähnliches Wachstum zeigten.

Bei der Behandlung der Zelllinien SK-Hep-1, Hep 3B und PLC/PRF/5 mit verschiedenen Konzentrationen Rapamycin konnte bei allen drei Zelllinien schon in geringen Dosierungen eine deutliche Wachstumshemmung festgestellt werden. Die verschiedenen Zelllinien wiesen innerhalb unseres Beobachtungszeitraumes eine sehr unterschiedliche Wachstumsrate auf, wobei die Zelllinie SK-Hep-1 mit einem Anstieg auf das 41-fache der Ausgangssituation sehr viel stärker proliferierte als die beiden anderen Zelllinien; Hep 3B - Zellen der Kontrollgruppe stiegen auf das beinahe neunfache, PLC/PRF/5 auf gut das dreifache ihrer ursprünglichen Konzentration an.

Relativ wenige Unterschiede zeigte die Wachstumshemmung der verschiedenen Zelllinien unter der Behandlung mit Rapamycin. Bei einer Inkubation mit 100 ng/ml Rapamycin wurde das Wachstum um 73 % - 80 % gehemmt. Eine deutliche Steigerung dieses Effektes durch Anwendung extrem hoher Dosen Rapamycin (1000 ng/ml) konnten wir nicht beobachten. In niedriger Konzentration variierte das Wachstum der drei Zelllinien stärker. SK-Hep-1 - Zellen wurden bereits bei sehr niedrigen Dosen von 0,1 ng/ml deutlich in ihrem Wachstum gehemmt, das nur 76 % der Kontrollgruppe betrug und dann in regelmäßigen Schritten bei steigenden Konzentrationen weiterhin abnahm. Zellen der Linie Hep 3B zeigten unter der Behandlung mit 0,1 ng/ml Rapamycin ein nahezu unverändertes Wachstum gegenüber der Kontrollgruppe, deutliche Wachstumshemmung konnte erst ab 1 ng/ml festgestellt werden. Unter 100 ng/ml Rapamycin zeigten sie dann die stärkste Wachstumshemmung um knapp 80 %. PLC/PRF/5 zeigte bereits bei 0,1 ng/ml Rapamycin eine Reduktion des Wachstums auf 63 %. Bei 100 ng/ml wurde das Wachstum auf 27 % der Kontrollgruppe gedrosselt. Die dazwischenliegenden Konzentrationen variierten weniger mit Wachstumshemmungen um circa 45 %.

Insgesamt scheint keine der drei untersuchten Zelllinien eine deutlich höhere Affinität zu Rapamycin zu besitzen als die anderen. Dies lässt erste Rückschlüsse darauf zu, dass die Wirkung von Rapamycin unabhängig von der Expression des Tumorsuppressorgens p53 ist. Sowohl SK-Hep-1 - Zellen mit dem Wildtyp p53 als auch Hep 3B, das eine Deletion für p53 hat, und PLC/PRF/5, das lediglich funktionell inaktives p53 exprimiert, reagieren in ähnlicher Weise auf die Inkubation mit Rapamycin. Möglicherweise lässt sich diese Beobachtung generalisieren und auf alle HCCs übertragen.

Der von uns beobachtete wachstumshemmende Effekt von Rapamycin korrespondiert mit den in der Literatur beschriebenen Beobachtungen, dass Rapamycin in der Lage ist, das Wachstum verschiedener anderer Tumorzellen zu inhibieren (Hosoi H, 1999; Ogawa T, 1998; Price DJ, 1992; Luan FL, 2003; Muthukkumaar S, 1995).

Das bisher in Kombination mit Glucokortikoiden zur Immunsuppression angewandte Tacrolimus fördert das Entstehen von Rezidiven des HCC oder anderer Neoplasien und verschlechtert somit das Langzeitüberleben lebertransplantierter Patienten.

In unseren Versuchen konnten wir zeigen, dass das Immunsuppressivum Tacrolimus zu einer Wachstumsstimulation aller drei Zelllinien führt. Dieser Effekt konnte bereits in früheren Arbeiten beschrieben (Hojo M, 1999) und durch Induktion der cyclinabhängigen Kinasen cdk4 erklärt werden (Baksh S, 2000).

Bei den Zelllinien SK-Hep-1 und Hep 3B konnte bei der Behandlung mit Tacrolimus eine Wachstumssteigerung um bis zu 50 % nachgewiesen werden. Dieser Effekt ließ sich weniger als der von Rapamycin durch unterschiedliche Konzentrationen des zugefügten Medikaments beeinflussen: Bei SK-Hep-1 betrug die Zellzahl am fünften Tag nach der Behandlung bei 5 ng/ml 148 %, und bei 25 ng/ml 150 % der Kontrollgruppe. Bei Hep 3B lag die Wachstumsstimulation etwas niedriger: Die Zellzahlen betrugen bei 5 ng/ml 128 %, bei 100 ng/ml 141 % und bei 1000 ng/ml 132 % der in der Kontrollgruppe gezählten Zellen. Ein konzentrationsabhängiger wachstumssteigernder Effekt von Tacrolimus ließ sich demnach nicht nachweisen.

Bei der dritten von uns untersuchten Zelllinie PLC/PRF/5 wurde durch eine Inkubation mit Tacrolimus ein der Kontrollgruppe vergleichbares Wachstum beobachtet: 100 % und 103 % der Kontrollgruppe.

Bei der Wachstumsinhibition nach Behandlung mit Rapamycin stellt sich nun die Frage, wie Rapamycin diese in den Tumorzellen induziert. Sowohl Apoptose als auch Zellzyklusarrest wurden in der Literatur nach einer Behandlung mit Rapamycin bei verschiedenen Zelltypen beschrieben. Bei Rhabdomyosarkomzellen (Hosoi H, 1999) und B - Lymphomzellen (Muthukkumaar S, 1995) löste die Inkubation mit Rapamycin Apoptose aus.

Bei einigen Tumoren wie dem kolorektalen Karzinom wurde eine Akkumulation bzw. Überexpression apoptoseinduzierender Proteine wie p53 als Ursache für eine Karzinogenese de novo oder als einer von mehreren Faktoren in einem Multistep - Geschehen beobachtet. In der Hepatokarzinogenese scheint dies jedoch von untergeordneter Bedeutung zu sein (Kang YK, 1998).

Als einen möglichen wichtigen Angriffsort für Apoptoseinduktion oder Zellzyklusarrest untersuchten wir dennoch aufgrund seiner wichtigen Rolle bei der Karzinogenese einer Vielzahl von Tumoren zunächst die Expression von p53 in den sechs Behandlungsgruppen.

Der p53 - Spiegel der Zelle beeinflusst ihr Verhalten entscheidend: einerseits scheinen niedrige Konzentrationen einen Zellzyklusarrest, hohe Proteinlevel andererseits eine Apoptoseinduktion zu bewirken. DNA - Schädigung bei gleichbleibenden p53 - Spiegeln scheint die apoptotische Wirkung von p53 in der Zelle wiederum zu verstärken. Dabei scheint es sich bei Zellzyklusarrest und Apoptose um zwei verschiedene Funktionen des p53 - Proteins zu handeln. Nicht - funktionelles p53 kann transkriptorisch keine Änderungen wohl aber noch Apoptose auslösen (Chen W, 1996).

Um bei unseren Versuchen sowohl p53 - abhängige wie auch p53 - unabhängige Mechanismen der Apoptose - und Zellzyklusarrestinduktion zu berücksichtigen, verwendeten wir die Zelllinien SK-Hep-1 mit dem Wildtyp p53 und die Zelllinie Hep 3B mit einer Mutation an den Genloci für p53, sodass kein p53 gebildet werden kann.

Wie beschrieben fand eine Proliferationshemmung in allen untersuchten Zelllinien statt. Anhand von Western Blot Analysen untersuchten wir zunächst die p53 - Regulation bei SK-Hep-1 - und Hep 3B - Zellen.

Bei den Zellen der Hep 3B - Linie muss es sich bei der Wachstumsinhibiton um ein p53 - unabhängiges Geschehen handeln. Eine Zellzyklusanalyse (s.u.) schloss einen Arrest als entscheidenden Wirkmechanismus von Rapamycin auf die Hep 3B - Zellen weitestgehend aus. Dagegen gab es deutliche Hinweise für die Induktion von Apoptose durch Rapamycin. Dies lässt auf einen p53 - unabhängigen Apoptosemechanismus von Rapamycin schließen.

Die Untersuchung der Zelllinie SK-Hep-1 zeigte in allen Behandlungsgruppen eine Expression von p53, die der der Kontrollgruppe vergleichbar war, sodass der Effekt von Rapamycin auf den Zellzyklus von SK-Hep-1 - Zellen p53 - unabhängig zu sein scheint. In den durchgeführten Zellzyklusanalysen konnte bei diesen Zellen keine Apoptose, jedoch wohl ein deutlicher G_1 - Arrest aufgezeigt werden. Mit einer von p53 und seinen Effektoren unabhängigen Wirkweise ließe sich erklären, warum beide Zelllinien in ihrer Sensibilität für Rapamycin ähnlich sind. Unklar ist, warum Rapamycin in den beiden Zelllinien p53 - unabhängig zu wirken scheint und seinen Proliferationsstop einmal über Apoptoseinduktion, einmal über Zellzyklusarrest vermittelt.

Als nächstes untersuchten wir die Expression des direkten Effektors von p53, p21[WAF1]. In der Literatur finden sich Hinweise, dass eine Induktion von p21[WAF1] einen Zellzyklusarrest, nicht aber eine Apoptoseinduktion bewirken kann (Chen X, 1996).

Bei der Zelllinie Hep 3B, die aufgrund einer Deletion kein p53 exprimiert, konnte auch p21[WAF1] nicht nachgewiesen werden, sodass weder p53 noch sein Effektor p21[WAF1] an der vorgefundenen Apoptose nach der Behandlung mit Rapamycin beteiligt zu sein scheinen.

Bei den Zellen der Linie SK-Hep-1 erschien die Expression von p21[WAF1] in den mit Rapamycin alleine oder in Kombination behandelten Gruppen unverändert bis leicht hochreguliert gegenüber der Kontrollgruppe. In den Gruppen, die eine Behandlung mit Tacrolimus erfahren hatten, war die Expression von $p21^{WAF1}$ vermindert.

Aus der Literatur ist bekannt, dass erhöhte Spiegel von funktionellem p53 und seinem Effektor $p21^{WAF1}$ in der Zelle zu einem Zellzyklusarrest führen (Chen X, 1996). Dabei dominiert eine Überexpression von p53 über die seines Effektors $p21^{WAF1}$, sodass bei gleichzeitiger Erhöhung beider Spiegel letztendlich Apoptose induziert wird. Ist jedoch die Expression von $p21^{WAF1}$ verhältnismässig stärker als die von p53, tritt der zellzyklusarretierende Effekt in den Vordergrund (Kagawa S, 1997). Da in unseren Versuchen die Expression von p53 nach der Behandlung mit Rapamycin unverändert blieb bei gleichzeitig leicht erhöhten $p21^{WAF1}$ - Spiegeln, könnte damit die beobachtete Wachstumssinhibiton und der Zellzyklusarrest erklärt werden. Bei der verstärkten Expression von $p21^{WAF1}$ nach der Rapamycinbehandlung handelt es sich jedoch nur um eine leichte Erhöhung, sodass noch andere Mechanismen, die zum Zellzyklusarrest führen, in Erwägung gezogen werden müssen.

Gleichzeitig könnte mit einer möglichen $p21^{WAF1}$ - Hochregulation bei den SK-Hep-1 - Zellen erklärt werden, warum es bei den Hep 3B - Zellen nicht zum Zellzyklusarrest kommt.

Der von uns beobachtete Zellzyklusarrest passt zu den Beobachtungen anderer Autoren, die ebenfalls einen G_1 - Arrest bei mit Rapamycin behandelten Zellen nachweisen konnten (Dumont FJ, 1996). Der Zellzyklusarrest in der späten G_1 - Phase konnte dabei sowohl auf Rapamycin als auch auf p53 zurückgeführt werden, wobei diesen unterschiedliche Wirkmechanismen zugrunde lagen (Metcalfe SM, 1997). Andere Autoren konnten nachweisen, dass p53 und Rapamycin bei der Induktion des G_1 - Arrests kooperieren.

Um einen weiteren Wirkmechanismus zu untersuchen, beobachteten wir die Expression von bcl-2 bei allen behandelten Zellen. Bcl-2 ist ein stark antiapoptotisches Protein, welches das Eindringen von p53 in den Zellkern zu verhindern scheint (Beham A, 1997). Daneben wirkt seine Überexpression dem apoptotischen Effekt des hochregulierten p53 - Proteins entgegen (Schumacher G, 2001). Andererseits bewirkt eine Reduktion der bcl-2 Expression eine verstärkte p53 - abhängige Induktion von Apoptose.

In den Western Blot Analysen zeigte die Zelllinie SK-Hep-1 in keiner der sechs Behandlungsgruppen eine veränderte Expression von bcl-2. Die Zellen der Hep 3B - Linie exprimieren kein bcl-2, da fehlendes p53 nicht in der Lage ist, an die DNA zu binden und damit den Promoter zu beeinflussen (Budhram Mahadeo V, 1999). Damit scheinen sowohl der Zellzyklusarrest bei den SK-Hep-1 - Zellen als auch die Apoptosezunahme bei der Zelllinie Hep 3B unabhängig von bcl-2 reguliert zu werden.

Das Verhältnis von bcl-2 zu dem zur selben Familie gehörenden apoptoseinduzieren-den Gen bax bestimmt das Überleben oder Absterben einer Zelle. Seine Aktivierung geschieht ebenfalls unter Einfluss von p53.

In beiden untersuchten Zelllinien konnte bax nachgewiesen werden. Dabei zeigte sich die Expression von bax in den Behandlungsgruppen ähnlich denen in der Kontroll-gruppe. Apoptoseinduktion bzw. Zellzyklusarrest bei Hep 3B- und SK-Hep-1 - Zellen scheinen somit weitestgehend bax und p53 unabhängig zu geschehen.

Bei anderen Krebszellen wie z.B. die von Karzinomen des Kopf - und Halsbereichs zeigte sich dagegen nach der Behandlung mit verschiedenen Chemotherapeutika eine Veränderung in ihrem bcl-2 / bax - Status. Nach Gabe von Paclitaxel zeigte sich eine Abnahme der bcl-2 Expression in den behandelten Zellen (Kawakami K, 1999). Somit scheint der Wirkmechanismus gängiger Chemotherapeutika in einer Verminderung der Expression und damit einer verminderten antiapototischen Wirkung von bcl-2 zu be-stehen.

Zuletzt untersuchten wir die Expression des Mitoseinhibitors $p27^{Kip1}$. Über eine Hem-mung des cdk2/cyclin E Komplexes inhibiert $p27^{Kip1}$ den Eintritt der Zelle in die S - Phase. Studien ergaben, dass Rapamycin über IL-2 eine verlängerte Halbwertszeit von $p27^{Kip1}$ induziert und damit einen G_1 - Arrest auslösen kann (Nourse J, 1994).

Bei der Zelllinie SK-Hep-1 konnten wir in den Gruppen, die mit einer Kombination aus Rapamycin und Tacrolimus behandelt worden waren, eine deutliche geringere Expression von $p27^{Kip1}$ nachweisen. Bei Tacrolimus alleine schien diese leicht hochre-guliert zu sein, während Rapamycin keine Veränderung der Expression auslösen konn-te. Damit scheint dem von uns in den FACS- Analysen beobachteten G_1 - Arrest eine andere Ursache zugrunde zu liegen.

Die Expression von $p27^{Kip1}$ in den Hep 3B Zellen glich in allen Behandlungsgruppen der Kontrollgruppe. Dies passt zu unserer Beobachtung, dass diese Zellen keinen G_1 - Arrest unter der Behandlung mit Rapamycin erleben.

Die von uns untersuchten Zelllinien zeigten eine gute Affinität zu den angewandten Medikamenten Rapamycin und Tacrolimus. Eine Abhängigkeit von der Expression des Tumorsuppressorgens p53 ließ sich dabei nicht feststellen. Dies kann auf einen apoptoseunabhängigen Mechanismus der beobachteten Wachstumshemmung hinweisen. Die Kombination von Rapamycin und Tacrolimus wurde bereits effektiv zur immunsuppressiven Therapie nach Organtransplantationen eingesetzt (Shapiro AM, 2000; McAlister VC, 2000). Abstoßungsreaktionen konnten erfolgreich vermieden werden, in allen untersuchten Fällen wurde das Spenderorgan gut akzeptiert. Unsere Versuche zeigten, dass bei der kombinierten Anwendung beider Medikamente das Wachstum von Zellen des hepatozelullären Karzinoms ähnlich stark gehemmt werden konnte wie beim alleinigen Einsatz von Rapamycin. Bei allen drei Zelllinien entsprach das Wachstum bei verschiedenenen Konzentrationen einer kombinierten Anwendung von Rapamycin und Tacrolimus ungefähr dem von Rapamycin bei alleiniger Applikation. Wachstumsraten betrugen zwischen 50 % und 80 % der Kontrollgruppe. Am stärksten sichtbar war dies bei Zellen der PLC/PRF/5 - Linie, am schwächsten bei den SK-Hep-1 - Zellen. Bei allen drei Linien war der Effekt konzentrationsabhängig. Sehr gute Ergebnisse konnten jedoch bereits mit niedrigen Dosierungen der beiden Immunsuppressiva erreicht werden: Die angewandte Konzentration von 5 ng/ml entspricht Serumspiegeln, die durch Zufuhr von 5 mg Rapamycin pro Tag und Patient erreicht werden können.

Rapamycin löst alleine oder in Kombination mit dem gängigen Immunsuppressivum Tacrolimus eine deutliche Wachstumshemmung bei HCC - Zellen aus. In unseren Versuchen wollten wir mögliche Wirkweisen beleuchten, die diesen Effekt hervorrufen könnten. Dabei konzentrierten wir uns auf Mechanismen, die bereits eher bei Tumorzellen nach Rapamycinbehandlung beobachtet werden konnten. Bei Rhabdomyosarkomzellen (Hosoi H, 1999) und B-Lymphom-Zellen (Muthukkumar S, 1995) löst die Inkubation mit Rapamycin Apoptose aus. Ebenso wurde in früheren Versuchen nach der Behandlung mit Rapamycin Zellzyklusarrest in der G_1 - Phase beschrieben (Toyoshima H, 1994). Um herauszufinden, welche Mechanismen in unseren Ansätzen den Proliferationsstop auslösen, führten wir Zellzyklusanalysen (FACS - Analysen) durch. Ein Anstieg der Zellen, die sich nach der Behandlung mit Rapamycin in der sub - G_1 - Phase befinden, würde für Apoptose sprechen. Diese Phase setzt sich aus Zellen bzw. Zellresten mit kleinen DNA - Fragmenten zusammen, einem charakteristischen Zeichen apoptotischer Zellen. Eine Zunahme der Zellen in der G_1 - Phase nach Inkubation mit Rapamycin würde einem durch Rapamycin ausgelösten G_1 - Arrest entsprechen.

Bei der Zelllinie SK-Hep-1 stieg zwei Tage nach der Behandlung der Anteil in der G_1 - Phase auf bis zu 124 % der Kontrollgruppe. In der kombinierten Anwendung mit Tacrolimus war dies nahezu identisch. Dabei verringerte sich der Anteil der Zellen, die sich in der S - oder M - Phase befinden. Diese Zahlen sprechen für die Induktion eines G_1 - Arrests unter alleiniger Gabe von Rapamycin oder in der Kombination mit Tacrolimus. Ein ähnliches Bild zeigte sich auch drei Tage nach der Behandlung mit Rapamycin. Innerhalb unseres Beobachtungszeitraumes konnte kein späterer Übergang des Zellzyklusarrests in eine Apoptose beobachtet werden.

Bei der Behandlung mit Tacrolimus wurde kein signifikanter Anstieg der G_1 - Fraktion gefunden werden. Auch in den übrigen Phasen waren keine deutlichen Veränderungen gegenüber der Kontrollgruppe nachweisbar. Tacrolimus scheint bei der Zelllinie SK-Hep-1 keine Veränderungen im Zellzyklus auszulösen.

Bei den Hep 3B - Zellen zeigte sich ein etwas anderes Bild. Gegenüber den SK-Hep-1 - Zellen konnte bei dieser Zelllinie eine deutliche Apoptoseinduktion nach der Behandlung mit Rapamycin festgestellt werden. Der Anteil der in der sub - G_1 - Phase befindlichen Zellen versechsfachte sich unter einer Inkubation mit 25 ng/ml Rapamycin. Die G_1 - Phase war hier gegenüber der Kontrollgruppe mit 54 vs. 60 % leicht verringert mit entsprechend weniger Zellen in der S - und M - Phase.

Da die untersuchten Hep 3B Zellen kein p53 exprimieren, muss die Apoptoseinduktion auf einem p53 - unabhängigen Mechanismus beruhen.

Dies wiederum lässt Rückschlüsse auf einen möglichen p53 - abhängigen Mechanismus des Zellzyklusarrestes bei SK-Hep-1 - Zellen zu, da lediglich die Zellen der Linie SK-Hep-1 p53 exprimieren und im Gegensatz zu der Zelllinie Hep 3B einen Zellzyklusarrest nach Behandlung mit Rapamycin zeigen. Die durchgeführten Untersuchungen auf molekularer Ebene ließen bei SK-Hep-1 - Zellen eine relative Überexpression des direkten Effektors von p53 - p21^{WAF1} - sehen, was ebenfalls Rückschlüsse auf einen an p53 gekoppelten Mechanismus des Zellzyklusarrests zulässt.

Die DNA - Synthese bei Hep 3B zeigte sich v.a. in der kombinierten Behandlung mit Tacrolimus leicht gedrosselt. In dieser Kombination konnte immerhin eine Zunahme der apoptotischen Zellen von 3 % auf 5 bzw. 7 % gemessen werden. Dieser Einfluss unterscheidet sich jedoch nicht signifikant von dem der alleinigen Behandlung mit Tacrolimus. Bei dieser Behandlung konnte daneben eine Zunahme der Zellen in der S - Phase gemessen werden. Diese lag um 5 % höher als bei der Kontrollgruppe.

Die beobachtetete Wachstumshemmung scheint bei den beiden Zelllinien auf unterschiedliche Mechanismen zurückzuführen zu sein. Bei SK-Hep-1 - Zellen konnte ein Arrest in der G_1 - Phase des Zellzyklus sowohl nach alleiniger Behandlung mit Rapamycin als auch in Kombination mit Tacrolimus festgestellt werden. Dies war bereits eher bei anderen Zelllinien beobachtet und beschrieben worden. Verschiedene Autoren fanden Hinweise für sowohl p53 - abhängige (Huang S, 2001) als auch p53 - unabhängige (Metcalfe SM, 1997) Mechanismen bei der Induktion des durch Rapamycin ausgelösten Zellzyklusarrests. Letzteres könnte auch verantwortlich sein für den von uns beobachteten G_1 - Arrest, da in den Western Blot Analysen keine Hinweise auf eine veränderte Expression von p53 gefunden werden konnte. Die leicht hochregulierte Expression des direkten Effektors von p53 - p21^{WAF1} - lässt jedoch eine Beteiligung dieses Proteins bei der Induktion des Zellzyklusarrests vermuten: Bei einer relativen Überexpression von p21^{WAF1} gegenüber p53, wie es in unseren Analysen der Fall war, tritt der zellzyklusarretierende Effekt von p21^{WAF1} in den Vordergrund, es kommt dann nicht zur Apoptose (Kagawa S, 1997). Allerdings ist die Hochregulation von p21^{WAF1} nicht stark genug, um hierin den alleinigen Auslöser des G_1 - Arrests zu vermuten.

Bei der Zelllinie Hep 3B dagegen löste die Inkubation mit Rapamycin Apoptose aus. Auch dies war bereits eher beobachtet worden: Bei Rhabdomyosarkomzellen (Hosoi H, 1999) und B - Lymphomzellen (Muthukkumaar S, 1995) löste die Inkubation mit Rapamycin Apoptose aus. In unseren Versuchen konnte diese bei Hep 3B - Zellen v.a. nach Behandlung mit 25 ng/ml Rapamycin beobachtet werden. Damit scheint dieser Mechanimus p53 - unabhängig zu sein, da die Hep 3B Zelllinie hierfür eine Deletion

besitzen. Der Apoptoseinhibitor bcl-2 konnte bei diesen Zellen ebenfalls nicht nachgewiesen werden; die Expression des Apoptoseinduktors bax blieb unter der von uns
gewählten Behandlung unverändert, sodass auch hier keine Erklärung für die vermehrte Apoptose unter Rapamycin gefunden werden konnte. Damit muss ein anderer Me-
chansimus für die Induktion der Apoptose verantwortlich sein. Die Wirkweise von Rapamycin auf die von uns untersuchten HCC - Zellen konnten wir teilweise beleuchten,
jedoch bleiben einige wichtige Fragen noch ungeklärt.

In der Literatur wurde als weiterer Wirkmechanismus von Rapamycin zur Induktion
des Zellzyklusarrests die Inhibition der Phosphorylierung der p70 S6 Kinase beschrieben, wodurch letztendlich die Translation von mRNA gedrosselt wird und damit die
Proteinsynthese abnimmt (Jefferies HBJ, 1993). Obendrein besitzt Rapamycin Fähigkeiten, die durch IL - 2 induzierte Transkription von PCNA zu inhibieren, wodurch
wiederum die DNA - Replikation gehemmt wird. Auch dieser Mechanismus müsste
also in Erwägung gezogen und näher untersucht werden.

Etliche Studien gaben Hinweise darauf, dass p34^{cdc2} eine Rolle beim Übergang von der
G_1 - in die S - Phase des Zellzyklus spielen könnte. Da Rapamycin seinen wachstumshemmenden Effekt unter anderem durch einen Zellzyklusarrest in der späten
G_1 - Phase vermittelt, könnte dieses Protein einen möglichen Angriffspunkt für
Rapamycin darstellen. In der Literatur finden sich bereits Hinweise dafür, dass
Rapamycin die Aktivität der p34^{cdc2} Kinase durch einen noch ungeklärt Wirkmechanismus hemmt (Morice WG , 1993).

An Rhabdomyosarkomzellen mit mutiertem mTOR konnte Rapamycin keine Apoptose
auslösen, sodass mTOR als der entscheidende Angriffspunkt der proliferationshem-
menden Wirkung von Rapamycin bestätigt werden konnte (Hosoi H, 1999). In der
Literatur wurde bereits eher beschrieben, dass Rapamycin unabhängig von p53 und
p21^{WAF1} bei Zellen mit vergleichbarem genetischen Hintergrund aber unterschiedlichem p53 - Status Zellzyklusarrest auslösen kann (Metcalfe SM, 1997). TGF-β kann
möglicherweise die Expression von p21^{WAF1} beeinflussen, ohne dabei von p53 abhängig zu sein, und damit einen Zellzyklusarrest in Ovarialkarzinomzellen auslösen
(Elbendary A, 1994).

Der beobachtete in vitro - Effekt der Wachstumshemmung nach einer Behandlung mit
Rapamycin könnte bei einer Anwendung in vivo durch einen möglichen angiogeneti-

schen Effekt durch verminderte Synthese von VEGF unterstützt werden, wie er bei Kolonkarzinomzellen beobachtet worden war (Guba M, 2002). Hierfür sind weitere Untersuchungen an Zellen des hepatozellulären Karzinoms erforderlich.

Gerade bei den bisher bekannten Therapieoptionen zur Behandlung des hepatozellulären Karzinom sind diese Ergebnisse und hierauf aufbauende weitere Untersuchungen von besonderem Interesse. Neben chirurgischer Resektion und Lebertransplantation gibt es nur sehr wenige Möglichkeiten, die Überlebensrate an HCC erkrankter Patienten zu verbessern (Tang ZY, 2000). Dabei besteht ein großer Vorteil der Transplantation darin, dass das meist zirrhotische Organ komplett ersetzt werden kann. Leider sind das transplantierte Organ und damit die Langzeitprognose der Patienten häufig durch das Auftreten von Rezidiven des HCCs bedroht. Gelingt es, bei der postoperativen Immunsuppression das Rezidivrisiko zu verringern, könnte dies eine Ergänzung und Verbesserung der bisher angewandten Therapieoptionen darstellen. Rapamycin mit seinen Effekten im immunsupprimierenden wie auch antiproliferativen Bereich könnte hier möglicherweise sinnvoll eingesetzt werden.

Die Kombination von Rapamycin und Tacrolimus konnte bereits erfolgreich zur immunsuppressiven Therapie nach Organtransplantation eingesetzt werden (Shapiro AM, 2000). Vermehrte Abstoßungsreaktionen im Vergleich zur Standard - Immunsuppression wurden dabei nicht beobachtet. In unseren Versuchen zeigte sich in dieser Kombination eine Wachstumshemmung, die der von Rapamycin alleine vergleichbar ist.

Die immunsuppressive Therapie nach einer Organtransplantation muss zwei verschiedene Aspekte berücksichtigen: Den erwünschten Organerhalt des Transplantats und die unerwünschte Folgen der Behandlung wie Infektionen und Neoplasien. Um das Risiko auf die postoperative Entwicklung therapiebedingter Malignome zu verringern, will man die Immunsuppression so gering wie möglich halten. Dies kann man durch Reduktion der Dosis als auch der Anzahl der Medikamente erreichen. Rapamycin scheint schon in sehr niedrigen Dosierungen immunsupprimierend zu wirken, sodass toxische Nebenwirkungen in geringerem Ausmaß als bei anderen Medikamenten zu erwarten sind; daneben könnten sich seine antiproliferativen Effekte günstig auf Sekundärmalignome auswirken. Rapamycin hemmt das Wachstum von B - Lymphom - Zellen durch Induktion von Apoptose (Muthukkumar S, 1995) auch noch in sehr niedrigen Dosierungen, sodass es zusätzlich besonders geeignet scheint für die immun-suppressive Therapie nach Organtransplantationen, zu deren gefährlichsten Nebenwir-kungen die Induktion von Neoplasien besonders des Immunsystems gehört. In vivo konnte Rapamycin erfolgreich das Wachstum von Melanom -, Mammakarzinom - und Kolonkarzinomzellen hemmen (Eng CP, 1984).

Internationale Multicenter - Phase - II - Studien haben den klinischen Einsatz von Rapamycin als Immunsuppressivum zur Prophylaxe der Organabstoßung nach Nieren-transplantation bereits geprüft. In Kombination mit CsA und Prednison konnte nach einem Beobachtungszeitraum von einem halben Jahr geringere Abstoßungsraten in den mit Rapamycin behandelten Gruppen festgestellt werden. Die Kombination mit Tacrolimus schien außerordentlich effektiv zur Prophylaxe der Abstoßung nach Insel-zelltransplantation: Alle Organe wurden von den Empfängern akzeptiert, Abstoßungs-reaktionen konnten keine beobachtet werden (Shapiro AM, 2000). Da bei Rapamycin und Tacrolimus keine klinisch relevante kompetitive Hemmung zu bestehen scheint, können sich die beiden bei der Immunsuppression aufgrund ihres unterschiedlichen Nebenwirkungsspektrums möglicherweise gut ergänzen. In unseren Versuchen konn-ten wir nach einer kombinierten Anwendung eine Wachstumshemmung beobachten, die der von Rapamycin alleine ähnlich war, wohingegen Tacrolimus alleine das Wachstum der Krebszellen stimultierte. Dieser Effekt konnte bereits eher beschrieben werden (Hojo M, 1999).

Die Dosierung von 5 ng/ml Rapamycin, bei der wir bereits eine starke Wachstums-hemmung und einen deutlichen G_1 - Arrest beobachten konnten, entspricht einer tägli-chen Dosis von 5 mg pro Patient. Dies stimmt mit den vom Hersteller empfohlenen Vollblut - Talspiegeln von 4 - 12 ng/ml in der Initialtherapie überein, auf die die Patienten mit Tabletten à 1 mg individuell eingestellt werden können. Die Möglichkeit der oralen Anwendung von Rapamycin ist angenehm und einfach für den Patienten. Mittels therapeutischem drug - monitoring können die Vollblutspiegel gut kontrolliert und die verabreichten Dosierungen sowie die damit verbundenen Nebenwirkungen so gering wie möglich gehalten werden.

In 50 klinischen Studien wurden mehr als 3500 Patienten mit Rapamycin behandelt. Dabei bestanden die wichtigsten Nebenwirkungen von Rapamycin aus Lymphozelen, abdominalen Schmerzen, Diarrhoe, Anämie, Thrombozytopenie, Hypercholesterinämie, Hypertrigliceridämie, Hypokaliämie, LDH - Anstieg, Arthralgie, Akne und Harnwegsinfektionen.

Bei Patienten, die wegen Abstoßungsreaktionen mit Antikörpern behandelt worden waren, wurden lymphoproliferative Krankheiten nachgewiesen. Andere maligne Erkrankungen der Haut, solider Organe und des Blutsystems wurden beschrieben. Im Tierversuch konnte gehäuftes Auftreten von Zweitmalignomen als bekannte Nebenwirkung einer chronischen immunsuppressiven Therapie auch bei einer Behandlung mit Rapamycin beobachtet werden. Das Risiko hierbei scheint überschaubar im Vergleich zum möglichen Nutzen einer immunsuppressiven Therapie mit Rapamycin und kann durch regelmäßige Vorsorgeuntersuchungen und Screeningtests möglichst gering gehalten werden. Insgesamt sind Untersuchungen und Erfahrungen am Menschen noch unzureichend, um abschließend beurteilen zu können, ob das kanzerogene Risiko von Rapamycin höher oder niedriger einzuschätzen ist als das anderer Immunsuppressiva.

Eine dosisabhängige, reversible Verminderung der Thrombozytenzahlen bei der Behandlung mit Rapamycin fiel auf, sodass es gehäuft zu Epistaxis kam. Bei den Patienten, die aufgrund der Thrombozytopenie die Therapie mit Rapamycin abbrechen mussten, handelte es sich hauptsächlich um Patienten, die an HUS / TTP litten. Insgesamt handelte es sich dabei um 1 % der Patienten innerhalb der ersten drei Monate und 0 % danach. Leukopenie wurde bei Rapamycin seltener beobachtet als bei Azathioprin: Zum Therapieabbruch kam es deswegen in 1 % vs. 4 % der Fälle. Die Erythropoese scheint von Rapamycin unbeeinflusst zu bleiben. Damit spielen die Nebenwirkungen im hämatologischen Bereich bei Dosierungen von 2 bis 5 mg pro Tag und Patient eine überschaubare Rolle und scheinen gut beherrschbar. Wie erwartet besteht auch bei Rapamycin ein konzentrationsabhängiges Risiko für Infektionen und opportunistische Infektionen, das aber dem anderer Immunsuppressiva gleicht. Zytomegalievirus - (CMV) und Pneumocystis carinii (PCP) - Infektionen waren mit den üblichen Behandlungsschemata behandelbar. Dennoch ist eine antibiotische wie auch antivirale Prophylaxe in Perioden mit erhöhtem Risiko unerlässlich.

Den Störungen im Lipidhaushalt sollte mit einer gezielten präventiven Therapie mit Fibraten oder Statinen entgegengewirkt werden. Ein erhöhtes Risiko für das Auftreten von Pankreatitis, gestörter Leberfunktion oder Thrombose im Vergleich zu den Kontrollgruppen konnte nicht beobachtet werden.

Weiterhin konnte an Tieren Reproduktions -, sowie Embryo - / Fetotoxizität nachgewiesen werden, sodass bei der Anwendung am Menschen entsprechende Verhütungsmaßnahmen anzuraten sind. In den Standard - (in vitro und in vivo) Tests für Genotoxitität ergaben sich keine Hinweise auf Mutagenität.

Spezifisch für Rapamycin scheinen folgende Nebenwirkungen zu sein: erhöhte Hämosiderose und Hämatopoese, die auf einen gesteigerten Umsatz der Erythrozyten hindeuten. Bei Mäusen fanden sich daneben mögliche Hinweise für Hauttoxitität in Form von Ulzerationen.

Im Großen und Ganzen ähneln aber die Nebenwirkungen, die an Tieren und Menschen beobachtet wurden, denen anderer Immunsuppressiva. In wieweit das Risiko von Rapamycin höher oder niedriger einzuschätzen ist, kann noch nicht definitiv beurteilt werden.

Rapamycin hat somit ein vorhersagbares Toxitäts - und Nebenwirkungsprofil, das in einigen Punkten dem anderer Immunsuppressiva entspricht, sich in anderen Punkten unterscheidet. Die meisten toxischen Auswirkungen wurden jedoch in Kombination mit anderen Immunsuppressiva beobachtet und können nicht eindeutig auf Rapamycin zurückgeführt werden. Durch entsprechende Vorsorgemaßnahmen und Screeninguntersuchungen lassen sich die Risiken eindämmen, sodass Folgeschäden vermindert oder verhindert werden können. Rapamycin scheint somit aufgrund seines größtenteils gut erforschten, überschaubaren und beherrschbaren Nebenwirkungsprofils zur immunsuppressiven Therapie nach Lebertransplantation geeignet.

In der Initialphase nach Lebertransplantation muss eine Kombinationstherapie erfolgen, da die Immunsuppression bei Monotherapie nicht ausreichend ist. Nach einem Zeitraum von drei bis sechs Monaten könnte dann auf Rapamycin - Monotherapie umgestellt werden.

Rapamycin und Tacrolimus scheinen sich in der Therapie nach Leber- und Nierentransplantationen gut zu ergänzen. Tacrolimus hob die durch Rapamycin vermittelten wachstumsinhibierenden Effekte nicht auf. Dagegen scheint Rapamycin die toxischen Nebenwirkungen von Tacrolimus abschwächen zu können.

Der mTOR - Inhibitor Rapamycin hat sich in der Prävention von Abstoßungsreaktionen von Nieren- und Lebertransplantaten bewährt und zeigte sich effektiv in der immunsuppressiven Therapie, ohne dabei nephrotoxisch zu sein. In der kombinierten

Anwendung von Rapamycin und niedrig - dosiertem Tacrolimus liegen bisher wenige Erfahrungen vor. Erste Ergebnisse aus Studien mit nierentransplantierten Patienten lassen auf eine deutlich bessere Transplantatfunktion als bei der üblichen Kombination von CsA und Mycophenloat Mofetil Therapie schließen.

In einer Studie mit low - dose Anwendungen (Zieltalspiegel 6 - 8 ng/ml bei einer täglichen Erhaltungsdosis von 2 mg) und regelmäßigen Spiegelkontrollen von Rapamycin und Tacrolimus an 11 Patienten konnten Abstoßungsreaktionen erfolgreich verhindert werden (Hartwig T, 2001). Alle Patienten überlebten. Eine initiale Erhöhung des Cholesterols und der Triglyceride schien das Hauptproblem bei dieser Kombination zu sein. Diese stabilisierte sich jedoch im Laufe der ersten Monate im hochnormalen Bereich oder konnte durch medikamentöse Therapie gesenkt werden. Im Vergleich mit dem Nebenwirkungsspektrum anderer immunsuppressiver Therapieformen kam es in dieser Studie zu keinen schwerwiegenden bakteriellen Infektionen; lediglich ein Patient musste wegen einer symptomatischen CMV - Infektion behandelt werden. Thrombozytopenie und Leukopenie wurden nicht beobachtet. Dies scheint durch die niedrigen verabreichten Konzentrationen erreicht worden zu sein, die durch strenge Spiegelkontrollen gesteuert wurden. Die Studie kommt zum Ergebnis, dass eine niedrigdosierte Anwendung von Rapamycin und Tacrolimus Abstoßungsreaktionen zuverlässig verhindert, ohne dabei ein erhöhtes Infektionsrisiko in Kauf nehmen zu müssen. Die beobachteten Nebenwirkungen waren insgesamt moderat.

In Studien an lebertransplantierten Patienten waren die Ergebnisse vergleichbar: Die einzige Abstoßungsreaktion wurde bei einer Patientin beobachtet, die während einer Woche alle Medikamente abgesetzt hatte. Anzahl und Schweregrad bakterieller und viraler Infektionen waren niedriger als in anderen Therapieansätzen (McAlister VC, 2000). 92 % der Patienten lebten am Ende des Beobachtungszeitraumes (43 - 450 Tage) noch.

Eine der ersten klinischen Studie konnte eine Verringerung der Rezidivrate bei Transplantation wegen eines HCCs zeigen. Auch der Zeitraum zwischen Rezidivauftreten und Tod konnte signifikant beeinflußt werden (Kneteman NM, 2004).

Abschließend lässt sich sagen, dass Rapamycin ein effektiver Wirkstoff zur Wachstumshemmung beim hepatozellulären Karzinom zu sein scheint und als möglicherweise neues Immunsuppressivum nach Lebertransplantation zur Therapie desselben eine vielversprechende Therapieoption darstellen könnte. Rezidive des HCC in der neuen Leber könnten somit möglicherweise verhindert werden und damit die Langzeitüberlebensrate v.a. von Patienten in fortgeschritteneren Stadien des Krebses deutlich verbessert werden.

Das bereits recht gut erforschte Risikoprofil und die erfolgreiche Anwendung am Menschen nach Nierentransplantation erlauben einen einfachen und schnellen klinischen Einsatz.

6. Zusammenfassung

Das hepatozelluläre Karzinom ist in Deutschland zwar vergleichsweise selten, weltweit stellt es jedoch den siebthäufigsten malignen Tumor beim Mann und den neunthäufigsten bei der Frau dar. Südostasien und das südliche Afrika stellen dabei einen Häufungsschwerpunkt dar.

Das HCC bleibt klinisch lange Zeit symptomlos. Finden sich deutliche Symptome, ist die Erkrankung meist bereits so weit fortgeschritten, dass sie innerhalb kurzer Zeit zum Tod führt. Neben der chirurgischen Resektion, die nur bei kleinen Tumoren und ausgewählten Patienten möglich ist, besteht der einzige kurative Therapieansatz in der Lebertransplantation, die auch in fortgeschritteneren Stadien noch durchgeführt werden kann. Gerade bei diesen Tumorstadien jedoch kommt es unter der üblichen Immunsuppression häufig zum Wiederauftreten des Tumors im transplantierten Organ. Um die Rezidivrate nach der kurativen Transplantation so niedrig wie möglich zu halten, besteht ein großer Forschungsbedarf im Bereich der medikamentösen Nachbehandlungen.

Rapamycin, ein Produkt des Aktinomyzeten Streptomyces hygroscopicus, kommt bereits seit längerem als Antimykotikum zum Einsatz. Daneben hat Rapamycin auch antiproliferative Eigenschaften bei der Anwendung an verschiedenen Zelltypen, sowie Tumor - und Virus - transformierten Zellen, gezeigt. Da Rapamycin zusätzlich immunsupprimierend wirkt, könnte es möglicherweise bei der postoperativen Immunsuppression nach einer Lebertransplantation eingesetzt werden und gleichzeitig das Rezidivrisiko für eine neuerliches Auftreten des HCC in der transplantierten Leber positiv beeinflussen. Tacrolimus, das erfolgreich zur Immunsuppression eingesetzt wird, stimuliert das Wachstum von HCC - Zellen, und kann somit das Rezidivrisiko nach einer Transplantation erhöhen. In Kombination mit Rapamycin scheint der wachstumshemmende Effekt des letzteren zu überwiegen, sodass möglicherweise auch in der kombinierten Anwendung die Gefahr eines Rezidivs gesenkt werden könnte.

Im Tierversuch konnte bereits in vivo bei verschiedensten Transplantationen ein verlängertes Transplantatüberleben bei einer Behandlung mit Rapamycin erreicht werden. Die Kombination von Rapamycin mit Tacrolimus wurde bereits in der immunsuppressiven Therapie nach Organtransplantationen am Menschen eingesetzt und konnte Abstoßungsreaktionen erfolgreich verhindern.

Wir untersuchten die Wirkung von Rapamycin auf drei verschiedene hepatozelluläre Karzinomzelllinien hinsichtlich der Frage, ob Rapamycin beim humanen hepatozellulären Karzinom eine Therapieoption in der Immunsuppression nach Lebertransplantationen darstellen könnte. In Wachstumsanalysen zeigt sich eine deutliche zeit - und dosisabhängige Proliferationshemmung der mit Rapamycin behandelten Zellen gegenüber den Kontrollgruppen. Die alleinige Behandlung mit Tacrolimus führte zum gesteigerten oder unveränderten Wachstum der Zellen; in der Kombination beider Medikamente war der proliferationshemmende Effekt des Rapamycins.

In Zellzyklusanalysen zeigte sich bei Zellen der Zelllinie SK-Hep-1, die mit Rapamycin oder einer Kombination aus Rapamycin und Tacrolimus behandelt worden waren, eine Zunahme der G_1 - Fraktion bei unveränderter sub - G_1- Fraktion, wohingegen bei alleiniger Inkubation mit Tacrolimus keine Veränderungen im Zellzyklus beobachtet werden konnten. Damit könnte der wachstumshemmende Effekt von Rapamycin auf einen G_1 - Arrest der Zellen zurückgeführt werden. Bei Hep 3B - Zellen zeigte sich nach Behandlung mit Rapamycin, alleine oder kombiniert mit Tacrolimus, eine deutliche, konzentrationsabhängige Zunahme der Zellen in der sub - G_1 - Fraktion, die die Zellen mit fragmentierter DNA repräsentiert, jedoch keine signifikante Steigerung der Zellen in der G_1 - oder G_2 / M - Phase. Dieses Ergebnis spricht gegen einen Zellzyklusarrest, sodass die Induktion der Apoptose bei Hep 3B - Zellen einen größeren Anteil der wachstumshemmenden Wirkung auf Hep 3B Zellen auszumachen scheint. Bei Behandlung mit Tacrolimus konnte ebenfalls eine geringe Zunahme der apoptotischen Zellen beobachtet werden; gleichzeitig sahen wir eine Zunahme der Zellen in der S - Phase, was für eine vermehrte DNA-Synthese mit verstärkter Proliferation spricht.

Zur Untersuchung von Veränderungen auf molekularer Ebene durch Rapamycin wurden Western Blot Analysen durchgeführt. In der Zelllinie SK-Hep-1 zeigten sich die deutlichsten Veränderungen. Während p53, bcl-2 und bax bei der durch uns gewählten Behandlung in ihrer Expression unverändert blieben, wurde p21^{WAF1}, ein Inhibitor der Progression der Zellen von der G_1 - in die G_2 / M - Phase des Zellzyklus, nach einer Inkubation mit Tacrolimus vermindert exprimiert, während es unter

Rapamycin leicht hochreguliert wurde bzw. unverändert blieb. Somit könnte p21^{WAF1} für den von uns beobachteten Zellzyklusarrest nach einer Behandlung mit Rapamycin alleine oder kombiniert mit Tacrolimus mitverantwortlich sein, da sich sein Verhältnis zu seinem Regulator p53 trotz einer unveränderten Expression dieses Proteins durch unsere Behandlung ändert. Ein (indirekt) p53 - abhängiger Einfluss auf den Zellzyklusarrest der SK-Hep-1 - Zellen nach der Inkubation mit Rapamycin muss darum in Erwägung gezogen werden.

p27^{Kip1} zeigte sich entgegen unseren Erwartungen nach der Inkubation mit Rapamycin und Tacrolimus leicht vermindert, wohingegen eine alleinige Behandlung mit Tacrolimus zur vermehrten Expression führte.

Anders bei der Zelllinie Hep 3B, die aufgrund einer Deletion weder p53 noch seinen Effektor p21^{WAF1} oder bcl-2 exprimiert. Bax blieb unverändert. p27^{Kip1} zeigte ein Verhalten, das dem bei SK-Hep-1 - Zellen gleicht: seine Expression wurde durch Rapamycin herunterreguliert, während die Inkubation mit Tacrolimus zu einer vermehrten Expression führte. Der Mechanismus, der bei dieser Zelllinie zum Proliferationsstop und zur Apoptose durch Rapamycinbehandlung führt, scheint somit unabhängig von p53 und seinen Effektoren zu sein.

p27^{Kip1} scheint in den von uns gewählten Ansätzen für den Proliferationsstop nicht relevant zu sein.

Da beide Zelllinien ähnlich sensibel auf Rapamycin und Tacrolimus reagierten und auch bei der Zelllinie SK-Hep-1 keine veränderte Expression von p53 beobachtet werden konnte, liegt die Vermutung nahe, dass es sich bei der Wachstumsinhibition großteils um p53 - unabhängige Effekte handelt. Die unterschiedlichen Mechanismen, die zum Proliferationsstop zu führen scheinen - Zellzyklusarrest bei SK-Hep-1 - Zellen und Apoptose bei Hep 3B - Zellen - lassen dennoch darauf schließen, dass der Wachstumshemmung beider Zelllinien verschiedene Mechanismen zugrunde liegen. Um diese näher zu beleuchten, müssten weitere Versuche in vitro durchgeführt werden.

Unsere Ergebnisse und bereits durchgeführten in vivo Versuchen sprechen dafür, in Rapamycin möglicherweise eine erfolgsversprechende Substanz als neue Behandlungsoption zur postoperativen Therapie von Patienten, die zur kurativen Behandlung eines HCCs lebertransplantiert werden, gefunden zu haben. In Kombination mit Tacrolimus hat es sich nach Transplantationen verschiedener Organe als Immunsuppressivum bereits bewährt.

Die von uns vorgestellte in vitro Studie zeigt, dass auch in Kombination mit Tacrolimus eine starke Wachstumshemmung durch eine Behandlung der Zellen mit Rapamycin induziert wird, wodurch in vivo das gefürchtete Risiko eine Rezidivs des HCC in der neuen Leber möglicherweise gesenkt werden könnte. Der Einsatz von Rapamycin und Tacrolimus in der Klinik bei Patienten mit hepatozellulärem Karzinom nach Lebertransplantation scheint somit denkbar, zumal diese Patienten ohnehin eine Immunsuppression brauchen.

Allerdings bilden die bisherigen Erkenntnisse erst die Grundlage für weitere Versuche, die zunächst an Tieren zur Bestätigung der Wachtsuminhibiton von HCCs in vivo durchgeführt werden sollten.

7. Literaturverzeichnis

1. Ajchenbaum F et al. Independent Regulation of Human D - type Cyclin Gene Expression during G1 Phase in Primary Human T Lymphocytes. J Biol Chem 1993, 2668, 4113 - 4119

2. American Cancer Society; The Liver Cancer Resource Center

3. Baksh S, DeCaprio JA, Burakoff SJ (2000) Calcineurin regulation of the mammalian G0/G1 checkpoint element, cyclin dependent kinase 4. Oncogene 19:2820 - 2927

4. Beasley RP, Lin CC, Hwang LY, et al. Hepatocellular carcinoma and hepatitis B virus: A prospective study of 22,707 men in Taiwan. Lancet 1981; 2:1129

5. Beham A, Marin MC, Fernandez A et al. Bcl-2 inhibits p53 nuclear import following DNA damage. Oncogene 1997: 15(23) 2767-2772

6. Bilimoria MM, Lauwers GY, Doherty DA et al. Underlying liver disease, not tumor factors, predicts long - term survival after resection of hepatocellular carcinoma. Arch Surg 2001; 136:528

7. Bismuth H, Majno PE, Adam R. Liver transplantation for hepatocellular carcinoma. Semin Liver Dis 1999; 19:311

8. Budhram - Mahadeo V, Morris PJ, Smith MD et al. p53 suppresses the activation of the Bcl-2 promoter by the Brn-3a POU family transcription factor. Biol. Chem. 1999: 274(21):15237-15244

9. Bruix J, Llovet JM, Castells A et al. Transarterial embolization versus symptomatic treatment in patients with advanced hepatocellular carcinoma: Results of a randomized, controlled trial in a single institution. Hepatology 1998; 27:1578

10.Castaneda F, Kinne RKH. Effects of Doxorubicin, Mitomycin C, and Ethanol on Hep G2 cells in vitro, J Cancer Res Clin Oncol 1999, 125:1-8

11.Castells A, Bruix J, Bru C, et al. Treatment of small hepatocellular carcinoma in cirrhotic patients: A cohort study comparing the surgical resection and per-cutaneous ethanol injection. Hepatology 1993; 18:112

12.Chan AO, Yuen MF, Hui CK et al. A prospective study regarding the com-plications of transcatheter intraarterial lipiodol chemoembolization in patients with hepatocellular carcinoma. Cancer 2002; 94:1747

13.Chen CJ, Wang LY, Lu MH et al. Elevated aflatoxin an increased risk of hepatocellular carcinoma. Hepatology 1996; 24:38 1996

14.Chen X, Ko LJ, Jayaraman L et al. p53 levels, functional domains and DNA damage determine the extent of the apoptotic response of tumor cells. Genes Dev. 1996: 10: 24338-2451

15.Colella G, Botelli R, De Carlis L et al. Hepatocellular carcinoma: comparison between liver transplantation, resective surgery, ethanol injection, and che-moembolization. Transpl Int 1998; 11 Suppl 1:S193

16.Curley SA, Stuart KE, Schwartz JM et al, UpToDate 2002

17.Dumont FJ, Qingxiang S, Mechanism of action of the immunosuppressant Rapamycin. Life Science, Vol 58, No. 5, pp373-395, 1996

18.Elbendary A, Berchuck A, Davis P et al. 1994, Transforming growth factor beta 1 can induce CIP1/WAF 1 expression independent of the p53 pathway in ovarian cancer cells. Cell Growth Differ. 1994, Dec; 5 (12):1301-7

19.Eng CP, Sehgal SN, Vizina C. Activity of Rapamycin (AY-22,989) against transplanted tumors. J Antibiot 1984;37:1231

20.Figueras J, Jaurietta E, Valls C et al. Survival after liver transplantation in cirrhotic patients with and without hepatocellular carcinoma: A comparative study. Hepatology 1997; 25:1485

21. Gallo R, Padurean A, Jayaraman T et al. Inhibition of intimal thickening after balloon angioplasty in porcine coronary arteries by targeting regulators of the cell cycle. Circulation 1999;99:2164-2170

22. Gnant M, Gollnacker B, Pokorny H et al. A prospective randomized trial of liver transplantation combined with pre-, intra-, and postoperative doxorubicin (abstract). Proc Am Soc Clin Oncol 1997;939A

23. Guba M, von Breitenbuch P, Steinbauer M et al. Rapamycin inhibits primary and metatstatic tumor growth by antiangiogenesis: involvement of vascular endothelial growth factor. Nat Med 2002 Feb;8(2):128-35

24. Hartwig T, Pridöhl O, Witzigmann H et al. Low - Dose Sirolimus and Tacrolimus in Kidney Transplantation: first Results of a Single - Center Experience, Transplantation Proceedings 2001; 33(7-8):3226-3228

25. Hasegawa S, Yamasaki N, Hiwaki T, et al. Factors that predict intrahepatic recurrence of hepatocellular carcinoma in 81 patients initally treated by percutaneous ethanol injection. Cancer 1999; 86:1682

26. Hayashi H, Sugio K, Matsumata T et al. The mutation of codon 249 in the p53 gene is not specific in Japanese hepatocellular carcinoma. Liver 1993: 13: 279-281

27. Hino N, Higashi T, Nouso K et al. Apoptosis and proliferation of human hepatocellular carcinoma. Liver 1996:16:123 - 129

28. Hojo M, Morimoyo T, Maluccio M et al. Cyclosproine induces cancer progression by a cell - autonomous mechanism. Nature 1999 Feb 11;397((6719):530-4

29. Hosoi H, Dilling MB, Shikata T et al. Rapamycin causes poorly reversible inhibition of mTOR and induces p-53 independent apoptosis in human rhabdomyosarcoma cells. Cancer Res. 1999 Feb 15;59(4):886-94

30. Huang S, Liu LN, Hosoi H et al. p53/p21 cooperate in enforcing rapamycin - induced G1 - arrest and determine the cellular response to rapamycin. Cancer Res. 2001 Apr 15;61(8):3373-81

31. Iwatsuki S. Starzl TE, Sheanan DG et al. Hepatic resection versus transplantation for hepatocellular carcinoma. Ann. Surg 1991; 214:221

32. Jefferies HBJ, Fumagalli S, Dennis PB et al. Rapamycin suppresses 5'TOP mRNA translation through inhibition of p70s6k. EMBO 1997; 16: 3693 - 704

33. Kagawa S, Fujiwara T, Hizuta A et al. P53 expression overcomes $p21^{WAF1/CIP1}$ - mediated G1 arrest and induces apoptosis in human cancer cells. Oncogen 1997: 15(16): 1903-1909

34. Kang YK, Kim CJ, Kim WH et al. P53 mutation and overexpression in hepatocellular carcinoma and dysplastic nodules in the liver. Virchows Archiv 1998: 4332(1): 27-32

35. Kawakami K, Tsukuda M, Mizuno H et al. Alteration of the bcl-2/bax status of head and neck cancer cell lines by chemotherapeutic agents. Anticancer Res. 1999: 19(5B): 3972-3932

36. Kneteman NM, Oberholzer J, AL Saghier M et al. Sirolimus - based immunosuppression for liver transplantation in the presence of extended criteria for hepatocellular carcinoma. Liver Transpl. 2004 Oct;10(10):1301-11

37. Kuper H, Tzonou A, Kaklamani E, et al. Tobacco smoking, alcohol consumption and their interaction in the causation of hepatocellular carcinoma. Int J Cancer 2000; 85:498

38. Krebsatlas der Bundesrepublik Deutschland, DKFZ Heidelberg

39. Liu J, Farmer JD, Jr. Lane WS et al. Calcineurin is a common target of cyclophilin - cyclosporin A and FKBP - FK506 complexes. Cell 1991; 66:807-15

40.Livraghi T, Goldberg SN, Lazzaroni S et al. Hepatocellular carcinoma: Radiofrequency ablation of medium and large lesions. Radiology 2000; 214:761

41.Livraghi T, Benedini V, Lazzaroni S et al. Long term results of single session percutaneous ethanol injection in patients with large hepatocellular carcinoma. Cancer 1998; 83:48

42.Lo CM, Lai EC, Liu CL et al. Laparoscopy and laparoscopic ultrasonography avoid exploratory laparotomy in patients with hepatocellular carcinoma. Ann Surg 1998; 227:527

43.Luan FL, Ding R, Sharma VK et al. Rapamycin is an effective inhibitor of human renal cancer metastasis. Kidney Int 2003 Mar;63(3):917-26

44.Martin M, Tarara D, Wu YM et al. Intrahepatic arterial chemoembolization for hepatocellular carcinoma and metastatic neuroendocrine tumors in the era of liver transplantation. Am Surg 1996; 62:724

45.Mazzaferro V, Regalia E, Doci R et al. Liver transplantation for the treatment of small hepatocellular carcinomas in patients with cirrhosis. N Engl J Med 1996, Mar; 14:334(11):693-9

46.McAlister VC, Gao Z, Peltekian K et al. Sirolimus - Tacrolimus combination immunosuppression. Lancet 2000 Jan 29;355(9201):376-7

47.McAlister VC, Peltekian KM, Malatjalian DA et al. Orthotopic liver transplantatation using low - dose tacrolimus and sirolimus. Liver Transpl 2001 Aug;7(8):701-8

48.McGahan JP, Brock JM, Tesluk H et al. Hepatic ablation with use of radio - frequency electrocautery in the animal model. J Vasc Interv Radiol 1992; 3:291

49.Metcalfe SM, Canman CE, Milner J et al. Rapamycin and p53 act on differnet pathways to induce G1 arrest in mammalian cells. Oncogene 1997 Oct 2; 15(14):1635-42

50. Morice WG, Wiederrecht G, Brunn GJ et al. Rapamycin inhibition of inter-leukin - 2 dependent p33 cdk2 and p34 cdc2 kinase activation in T lympho-cytes. J Biol Chem 1993; 268: 22737

51. Munoz N, Bosch X. Epidemiologie of hepatocellular carcinoma. In: Neo-plasms of the Liver, Okuda K, Ishak KG, (Eds), Springer, Tokyo 1989, p.3

52. Muthukkumar S, Ramesh TM, Bondada S. Rapamycin, a potent immunosup-pressive drug, causes programmed cell death in B lymphoma cells. Trans-plantation. 1995 Aug 15;60(3):264-70

53. Neuhaus P, Klupp J, Langrehr JM; mTOR inhibitors: an overview. Liver Transplantation 2001, Jun;7(6):473-84

54. Nonami T, Harada A, Kurokawa T,et al. Hepatic resection for hepatocellular carcinoma. Am J Surg 1997; 173:288

55. Nourse J et al. Interleukin - 2 - mediated elimination of the p27^{Kip1} cyclin - dependent kinase inhibitor prevented by rapamycin. Nature 1994, 372, 570 - 3

56. Ogawa T, Tokuda M, Tomizawa K et al. Osteoblastic differentiation is en-hanced by rapamycin in rat osteoblastic-like osteosarcoma (ROS 17/2.8) cells. Biochem Biophys Res Commun. 1998 Aug 10;249(1):226-30

57. Okudo K. Epidemiology of primary liver cancer. In: Primary liver cancer in Japan, Tobe, T (Ed), Springer - Verlag, Tokyo 1992. p. 3 1992

58. Olschewski M, Lencioni R, Allgaier H et al. A randomized comparison of radiofrequency thermal ablation and percutaneous ethanol ablation for the treatment of small hepatocellular carcinoma (abstract). Proc Am Soc Clin Oncol 2001; 20:126A

59. Ono T, Yamanoi A, Nazmy El et al. Adjuvant chemotherapy after resection of hepatocellular carcinoma causes deterioration of long - term prognosis in cirrhotic patients. Cancer 2001; 91:2378

60. Pelletier G, Ducreux,M, Gay F et al. Treatment of unresectable hepatocellular carcinoma with lipiodol chemoembolization - A multicenter randomized trial. J Hepatol 1998: 29:129

61. Pines J, Cyclins and cyclin - dependent kinases: a biochemical view. Biochem J 1995, 308, 697-711

62. Poon RT, Fan ST, Lo CM et al. Long - term survival and pattern of recurrence after resection of small hepatocellular carcinoma in patients with preserved liver function: implications for a strategy of salvage transplantation. Ann Surg 2002; 235:373

63. Price DJ, Grove JR, Calvo V et al. Rapamycin-induced inhibition of the 70-kilodalton S6 protein kinase. Science 1992 Aug 14;257(5072):973-7

64. Schoninger - Hekele M, Muller C, Kutilek M et al. Hepatocellular Carcinoma in Central Europe: prognostic features and survival. Gut 2001: 48 (1): 103 - 109

65. Schumacher G, Bruckheimer EM, Beham AW et al. Molecular determinants of cell death induction following adenovirus - mediated gene transfer of wild - type p53 in prostate cancer cells. Int. J. Cancer 2001: 91(2): 159-66

66. Shapiro AM, Lakeyy JR, Ryan EA et al. Islet transplantation in seven patients with type 1 diabetes mellitus using a glucocorticoid - free immunsuppressive regimen. N Engl J Med 2000 Jul 27;343(4):230-8

67. Sherr CJ. G1 phase progression: cycling on cue. Cell 1994 Nov 18;79(4):551-5

68. Sugano S, Miyoshi K, Suzuki T et al. Intrahepatic, arteriovenous shunting due to hepatocellular carcioma and cirrhosis, and its change by transcatheter arterial embolization. Am J Gastroenterology 1994; 89:184

69. Sugioka A, Tsuzuki T, Kanai T. Postresection prognosis of patients with hepatocellular carcinoma. Surgery 1993; 113:612

70. Tang ZY, Hepatocellular carcinoma, J Gastroenterol. Hepatol. 2000: 15: 1-7

71. Thompson CB. Apoptosis in the Pathogenesis and treatment of disease. Science 1995:2667:1456 - 1462

72. Toyoshima H, Hunter T; p27, a novel inhibitor of G1 cyclin-cdk protein kinase activity, is related to p21. Cell 1994 Jul 15;78(1):67-74

73. Tsai JF, Chuang LY, Jeng JE et al. Betel quid chewing as a risk factor for hepatocellular carcinoma: A case - control study. Br J Cancer 2001; 84:709

74. Ueno Y, Nagata S, Tsutsumi T et al. Detection of microcystins, a blue - green algal hepatotoxin, in drinking water sampled in Haimen and Fusui, endemic areas of liver cancer in China, by highly sensitive immunoassays. Carcinogenesis 1996; 17:1317

75. Vauthey JN, Chaoui A, Do KA et al. Standardized measurement of the future liver remnant prior to extended liver resection: methodology and clinical associations. Surgery 2000; 127:512

76. Venook AP, Ferrell LD, Roberts JP et al. Liver transplantation for hepatocellular carcinoma: Results with preoperative chemoembolization. Liver Transpl Surg 1995; 1:242

77. Vogelstein B, Fearon ER, Hamilton SR et al. Genetic alerations during colorectal - tumor development. N Engl J Med 1988:319(9):525 - 532

78. www.medicine-worldwide.de 2002, Leberkrebs

79. Yokoyama I, Carr B, Saitsu H et al. Accelerated growth rates of recurrent hepatocellular carcinoma after liver transplantation. Cancer 1991; 68:2095

8. Danksagung

Meiner Familie möchte ich vor allem für ihre Liebe und ihr Verständnis danken: Meinen Eltern für alle Unterstützung und Geduld; Saskia für ihre großartige und unermüdliche Hilfe bei Korrektur und Layout und Rachel für alle Botengänge vor Ort.
Jan danke ich für seine nimmer endende Motivation und den Glauben an mich.

Diese Arbeit fand unter der Leitung von Prof. Dr. Dr. h. c. Guido Schumacher statt, bei dem ich mich herzlich bedanke für die Überlassung des Themas sowie die hervorragende fachliche Betreuung.

9. Publikationen / Kongressteilnahmen

"The immunosuppressant Rapamycin inhibits growth of human hepatoma cells alone or in combination with Tacrolimus, while Tacrolimus alone accelarates cell growth",
G. Schumacher, M. Oidtmann et al, American Association of Cancer Research, annual meeting, New Orleans, March 2001

"Rapamycin inhibits growth of human hepatoma cells alone or in combination with Tacrolimus, while Tacrolimus alone accelerates cell growth",
G. Schumacher, M. Oidtmann et al, International Liver Transplantation Society, Berlin, June 2001; (Abstract # 280) „Liver Transplantation", Vol 7, No 6, June 2001

"Rapamycin inhibits growth of human hepatoma cells alone or in combination with Tacrolimus, while Tacrolimus alone accelerates cell growth",
G. Schumacher, M. Oidtmann et al, European Society for Organ Transplantation, Lissabon, October 2001

"Das Immunsuppressivum Sirolimus hemmt das Wachstum von Zellen hepatozellulärer Karzinome alleine oder in Kombination mit Tacrolimus, während Tacrolimus alleine das Tumorwachstum fördert",
M. Oidtmann, G. Schumacher et al, 5. Chirurgische Forschungstage, Halle, November 2001

"Sirolimus inhibits growth of human hepatoma in contrast to Tacrolimus which promotes cell growth"
G. Schumacher, M. Oidtmann et al, Transplantation Proceedings, August 2002

"Sirolimus inhibits growth of human hepatoma cells alone or combined with Tacrolimus while Tacrolimus alone promotes cell growth",
G. Schumacher, M. Oidtmann et al, Langenbeck's Archives of Surgery

"Das Immunsuppressivum Sirolimus hemmt das Wachstum humaner Zellen hepatozellulärer Karzinome alleine oder in Kombination mit Tacrolimus, während Tacrolimus alleine das Zellwachstum steigert",

M. Oidtmann, P. Neuhaus et al, Deutscher Chirurgenkongress, Berlin, April 2003

"Sirolimus inhibits growth of human hepatoma cells alone or combined with Tacrolimus, while Tacrolimus promotes cell growth",

G. Schumacher, M. Oidtmann et al, World J Gastroenterol 2005;11(10):1420-1425

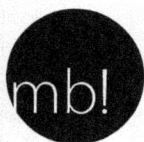

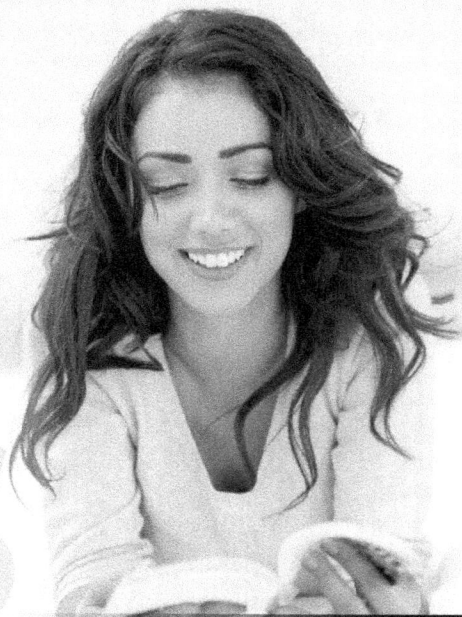

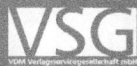

www.ingramcontent.com/pod-product-compliance
Lightning Source LLC
Chambersburg PA
CBHW021121210326
41598CB00017B/1527